LE GRAND LIVRE DE L'AUTOMASSAGE DO-IN

RÉVÉLEZ VOTRE PUISSANCE ET RETROUVEZ LE
BIEN-ÊTRE GRÂCE AU DO-IN

ARMAND VITALI

D1619334

EDITIONS SAMARKAND

Précédemment publié sous le titre Révélez votre Puissance Grâce au DO-IN

© 2022 Editions Samarkand / Club Positif

Dépôt légal août 2022

Achevé d'imprimer en Union Européenne

TABLE DES MATIÈRES

INTRODUCTION

Cher lecteur, le désir qui vous porte à lire cet ouvrage s'est nourri de ce que vous avez peut-être entendu dire à propos du Do-In et de l'énergétique orientale en général.

Peut-être avez-vous bénéficié de ce type de massage avec un professionnel ou un ami connaisseur.

Quel que soit votre degré de motivation et de connaissance, la pratique patiente et quotidienne de ces techniques sur vous-même, puis sur vos proches, vous apportera plus que ce que vous pouvez souhaitez.

Et sans m'engager dans une promesse que je ne pourrais tenir, je vous garantis que cette découverte sera l'une des plus importantes de votre vie !

Pourquoi ?

Qui y a-t-il de plus essentiel que de savoir développer et harmoniser au mieux vos capacités physiques, émotionnelles et spirituelles !

Oui, l'amour, le travail, les relations avec autrui mais aussi vos possibilités de traiter les informations et d'accroître vos réseaux sociaux (personnels comme professionnels) se fondent tous sur un développement harmonieux et durable de votre unique réalité physique et psychique.

Cet ensemble de pratiques se nourrit dans des courants de philosophie pratique qui ont vu le jour en orient et en extrême orient plusieurs millénaires avant notre ère.

En effet, ce regroupement de disciplines nous vient de loin dans le temps et l'espace.

Vous découvrirez qu'elles sont nées à travers un échange fécond entre l'Inde, la Chine et le Japon, il y a quelques millénaires déjà !

Aujourd'hui, le Do-In ou l'art du massage avec les mains commencent à être connu chez le grand public comme chez les professionnels.

Pourtant ce type de technique qui peut être considéré comme un art de vivre continue de provoquer au mieux l'incrédulité et parfois même une agressive négation des bienfaits que le praticien, néophyte ou non, peut en tirer.

Que ce type de discours vous touche ou non, peut importe ! Car la seule force de l'expérience vous convaincra mieux que n'importe quel débat contradictoire.

Oui, vous allez apprendre à être l'observateur et l'observé, le laborantin et le laboratoire, l'expérimentateur et le terrain d'expérience.

Cher lecteur, vous allez apprendre à être votre propre maître "es santé" en développant la maîtrise d'une série de gestes simples qui vous aideront à conserver et à développer une vitalité physique, émotionnelle et psychique que vous ne soupçonnez pas encore.

Comme le conseille l'un des plus éminents spécialistes, Jean Rofidal, l'apport théorique ne sera pas le plus important dans votre parcours-découverte.

En effet, le corps dans son entier est parcouru par des méridiens qui sont autant de chemin par lesquels circule l'énergie sous une forme ou sous une autre.

Les mains et les pieds sont particulièrement innervés par ces méridiens et les techniques de massages de ces extrémités auront bientôt transformé votre approche de la réalité de votre corps et de votre esprit.

Oui, vous allez apprendre à stimuler et à nettoyer chacune de vos fonctions vitales en pressant, caressant et tapotant vos mains, vos pieds, votre crâne, votre visage et tout votre corps selon un ordre précis.

À une époque où les messages médiatiques et sociaux insistent parfois lourdement sur l'importance de l'apparence corporelle, vous allez découvrir une gamme de soin qui va vous permettre d'améliorer votre ressenti et votre bien-être.

Et cette amélioration réelle et incontestable aura un effet positif sur ce fameux look mieux que ne le pourrait faire le meilleur conseiller en esthétique.

Vous aurez plaisir à percevoir concrètement l'unité corps-esprit, et d'une manière naturelle, vous allez apprendre à dépasser efficacement l'opposition abusive entre l'apparence et la réalité profonde de votre être.

Quels sont les domaines d'améliorations que vous pouvez légitimement espérer accroître et équilibrer ?

Que vous vous considériez comme plutôt "en forme" ou "en méforme", doué d'une vitalité luxuriante ou plutôt pauvre, que vous ayez connu des ennuis physiques ou autres, ou que vous soyez coutumier d'une seule rhinite par an, le grand Do-In réunissant les massages de chaque partie de votre corps vous apportera satisfactions et soulagements !

À ce propos, quels sont les domaines d'applications des techniques de massages composant le grand Do-In qui peuvent vous concerner personnellement ?

- Pensez-vous avoir besoin d'améliorer votre état général ?
- Voulez-vous réguler vos anxiétés, angoisses, états de stress, hyperactivité et insomnie ?
- Aimeriez-vous être soulagé de vos douleurs dorsales, lombalgies et sciatiques ?

Et peut-être voulez-vous aussi agir sur :

- l'amélioration d'éventuels problèmes ORL et pulmonaires (asthme et bronchite) ;
- la régulation des troubles digestifs ;
- l'aide aux problèmes de circulation sanguine ;
- le soulagement des maux de tête et migraines ;
- le traitement des tensions musculaires et entorses ;
- l'amélioration des problèmes de peau ;
- l'harmonisation de la vitalité sexuelle ;
- l'amélioration des troubles psychologiques comme la dépression et les idées noires...

Cette liste n'est pas exhaustive mais elle peut vous permettre de vous situer personnellement sur ce que vous pouvez rechercher et améliorer par la pratique quotidienne des Do-In.

Un élément encore avant d'entrer dans le vif du sujet : l'étude pratique du Do-In, que je soumets à votre sagacité, doit pouvoir être pratiqué par vous-même et sur vous-même.

Pour autant, votre conjoint, vos enfants comme vos proches pourront très vite bénéficier de vos nouvelles compétences.

À quelle condition ?

Si vous pratiquez avec constance ces techniques de massages pendant quelques semaines sur vous-mêmes dans un premier temps.

Enfin, la plupart des chapitres comporteront des illustrations qui vous permettront de vous orienter et de réussir les techniques de massages proposées sans risque d'erreur.

À vrai dire, que vous soyez "malade" ou "bien portant", les techniques ici proposées sont accessibles dès l'adolescence, jusqu'aux âges canoniques qui nous sont aujourd'hui accessibles.

Pour finir cette courte introduction, permettez-moi de vous féliciter pour votre désir de vous former à cet art ancestral, judicieusement introduit en occident depuis une quarantaine d'année.

À ce propos, vous découvrirez que certain actes connus de nos grands-mères s'inspirent intuitivement de la réalité énergétique du corps humain.

Un monde de paix et de sérénité s'offre à vous sans autre effort à fournir, que le désir de vous connaître et de vous aimer vous-même, tel que vous êtes au moyen du pouvoir de vos mains !

Vous découvrirez bientôt que vous possédez des ressources bien réelles pour améliorer votre vitalité et votre joie de vivre et ce, quel que soit votre état de santé initial !

Je vous invite maintenant à parcourir le 1er chapitre, qui a pour but de vous initier à une approche nouvelle de votre réalité corporelle.

LE CORPS, CET INCONNU

Commençons par quelques nombres pour vous faire une idée de la "machine" de très haute précision que représente votre propre corps.

Vous savez peut-être que le corps humain est composé de 70 à 100 milliards de cellules de tous ordres chez un être humain adulte.

Pour que ces cellules soient en état de fonctionner et qu'elles entretiennent la vie, les biologistes observent une division cellulaire de 20 millions de cellules par seconde.

Si le génie du génome nous offre des pistes de compréhension et d'application médicale, la science médicale occidentale est loin de pouvoir offrir une vision globale et accessible du fonctionnement total en temps réel du corps humain.

Notre génie se manifeste par contre dans la compréhension fine de petites séquences d'évènements physiologiques !

Vous en connaissez les applications sur les maladies létales, comme le cancer par exemple, sans compter les miracles en chirurgie et toutes les thérapies géniques qui soulageront de plus en plus de maladies graves dans un avenir proche.

Pour autant, les spécialités médicales sont très nombreuses et par exemple, le pneumologue ignore presque tout des avancées en dermatologie ou en neurologie.

Je vous l'accorde, certains médecins ont à cœur de s'informer pour mieux soigner leur patient.

Parmi ceux là, beaucoup ont fait l'effort de se former à l'énergétique orientale et vous comprendrez très vite que ce n'est pas le fruit du hasard...

Continuons, voulez-vous !

Vous en conviendrez avec moi, chaque fonction vitale – cardiaque, respiratoire, digestive etc. – fonctionne en synergie avec les autres : nos poumons et notre cerveau ne cessent pas de fonctionner quand vous avez fait un bon repas arrosé d'un bon vin, ni alors que vous lisez ce texte !

Le Do-In va vous mettre en relation concrète et pratique avec la dynamique globale qui anime et vivifie votre organisme vivant.

UNE AUTRE FORME DE RELATION À SOI

Ces quelques constatations étant faites, je vous propose de découvrir votre méthode Do-In et l'outil mystérieux et puissant qu'il est réellement.

Les quelques informations pratiques que vous aurez à connaître vous seront données peu à peu, à mesure que vous progresserez dans l'art de vous connaître du bout des doigts.

Nulle théorie encombrante ni subtilités intellectuelles ne vous seront nécessaires.

Vous ne serez jamais invité à ingérer quantité d'informations !

Et si les quelques aspects de philosophies pratiques orientales nécessaires à une bonne compréhension ne vous parlent pas immédiatement, votre chemin de découverte à travers **vos automassages** vous donnera très vite entière satisfaction.

Du toucher à la présence

- Pendant que vous lisez les mots qui suivent, prenez le temps de sentir votre assise sur la chaise, le canapé ou le siège que vous occupez actuellement.
- Dans la douceur, calez-vous au fond du siège de façon à avoir le dos aussi droit que possible sans pour autant le tendre.
- Prenez quelques secondes pour prendre conscience de votre respiration, qu'elle soit libre ou non.
- Détendez vos épaules afin qu'elles reposent dans leur position naturelle (basse), et, sans violence aucune, tentez de positionner votre tête dans l'axe de votre colonne vertébrale.
- Vous remarquerez sans doute que l'influence de la lecture sur ordinateur, entre autres, pousse votre tête à être plus ou moins en avant de l'axe de la colonne vertébrale.

Si vous avez l'habitude de porter des talons, vous avez observé l'inverse : votre tête à tendance à être un peu en arrière, alors que votre dos se creuse au niveau des lombaires.

Inutile de vous en inquiéter, il existe une méthode très simple commune au Yoga indien, au Shiatsu chinois et au Do-In japonais :

- Avec le pousse et l'index de votre main droite si vous êtes droitier ou avec la gauche si vous êtes gaucher, tirez doucement la peau ou les cheveux au sommet de votre crâne. Vous prendrez ainsi conscience de cette ligne verticale qui structure votre corps.

Inutile de vous appesantir en cherchant à vous concentrer : il vous suffira de pratiquer à votre rythme chacune des postures puis les massages que je vous proposerai tout au long de votre ouvrage.

- Vous allez maintenant joindre vos 2 mains de sur vos genoux, de façon à ce que votre main gauche repose détendue et ouverte dans votre main droite, les pousses se touchant délicatement par les 2 extrémités.

Prenez maintenant le temps de sentir vos 2 mains détendues, leur chaleur ou leur fraicheur, le poids de votre main gauche dans votre main droite.

Vous venez d'initier la préparation à l'enchaînement du Do-In complet.

Apprendre à se connaître

Vous commencez à avoir une idée de votre méthode de découverte progressive et patiente.

Cependant, si vous connaissez un problème particulier ou si vous désirez soulager une douleur ou un problème récurrent, prenez patience !

Offrez-vous le bonheur de découvrir à votre rythme les arcanes du Do-In complet.

En effet, ce massage total de votre corps dès le 1er Do-In – celui des mains – vous montrera comment réduire vos problèmes, quel qu'en soit l'origine.

En effet, cet ouvrage obéit à une progression logique afin de **vous permettre de maîtriser l'art de l'automassage en 5 semaines.**

Il doit aussi favoriser un soulagement des maux petits ou grands, et pour cela, il vous sera utile de prendre le temps de découvrir quelles sont les segments corporels les plus réceptifs pour soulager efficacement l'organe ou le circuit énergétique en souffrance.

Oui, **se connaître soi-même** ne nécessite pas d'autre effort que de la constance mais aussi le respect de votre singularité actuelle.

Il est possible que vous ayez trop mangé avant de commencer votre lecture, ou encore que vous souffriez de maux de têtes ou de ventre, ou encore que vous ayez mal aux jambes après une journée harassante.

Le soulagement que vous obtiendrez vous aidera à maintenir la confiance dans votre découverte pratique du massage complet de votre propre corps.

Pour autant, le dernier chapitre est consacré à quelques points d'urgence répertoriés par les chinois anciens sous le nom de Ji-Jo.

Si une douleur ou une fatigue trop forte vous distrait actuellement, n'hésitez pas à consulter ce dernier chapitre en prenant soin de vous initier au type de massage ou de manipulation expliqué au chapitre 4.

LE TEMPS D'UNE RENCONTRE

Comme pour une nouvelle danse, apprendre à se masser soi-même, puis dans un second temps vos proches, demande seulement un peu de temps et de bonne volonté.

Pour cela, rien de mieux que de suivre votre instinct ou votre intuition.

Vous en savez plus long sur vous-même que vous le pensez !

Comment ?

Tout simplement, à travers les difficultés physiques que vous connaissez quand vous n'êtes pas "en forme", mais aussi à travers les qualités d'adaptation et les réalisations que vous manifestez quotidiennement !

Douleurs, fatigues, baisse de moral : et si on ne vous avait pas tout dit ?

Si vous pratiquez l'homéopathie ou l'aromathérapie, il est probable que cette nouvelle compréhension vous soit déjà connue plus ou moins précisément :

- Votre corps parle et s'exprime dans son mal-être comme dans son bien-être.
- Cette parole signifie quelque chose qui n'est pas nécessairement accessible à votre pensée consciente.
- Tous les problèmes d'ordre physique, affectif ou psychologique ont une signature énergétique dans votre corps et cet état dynamique peut en retour stimuler la régulation d'un organe ou d'une synergie énergétique.

Vous aurez compris qu'il ne s'agit en aucun cas de culpabiliser ni même d'accuser le mauvais fonctionnement supposé de votre organisme.

Car les douleurs et les limitations de votre corps ne sont que la résultante de l'excellence des capacités d'harmonisation automatique de votre être complet.

En effet, la plupart des douleurs ne sont que des signaux d'alarmes qui doivent nous permettre de prendre acte d'un dysfonctionnement résultant d'un trop peu énergétique ou au contraire de l'engorgement énergétique d'un organe ou d'un circuit (méridiens) en un point précis.

Sauf dans des cas rares et répertoriés que nous verrons ensemble dans un chapitre prochain, toutes les difficultés corporelles et même psychiques signent un fonctionnement optimal de votre corps et non un défaut.

Elles vous évitent très simplement des problèmes plus sérieux. Ni plus ni moins. Elles sont autant garant de votre santé globale et évolutive dans le temps et dans l'espace, que la bonne humeur que vous éprouvez lors de votre 1er jour de vacances.

Ce que je vous suggère ici, c'est que la santé et la maladie sont les 2 extrêmes de vos capacités extraordinaires d'adaptation vivante à la réalité qui vous entoure et vous nourrit.

DES TECHNIQUES ET UN ART DE VIVRE

À travers la lecture complète et intuitive de votre méthode d'auto-massage, vous découvrirez concrètement un ensemble de techniques qui vous donnera le tonus, la joie de vivre et la quiétude auxquels vous avez droit.

Cher lecteur, vous êtes vivant, ce qui signifie que vous êtes relié au monde par l'air que vous inspirez, la nourriture et les breuvages que vous ingérez, mais aussi par les qualités de lumières et les caractéristiques de la terre sur laquelle vous vivez.

Est-ce tout ? Non, bien sur !

Les relations que vous entretenez jouent un rôle non négligeable pour votre équilibre tout comme les activités que vous menez, que ce soit dans votre cadre professionnel ou dans votre vie personnelle.

Vous verrez par vous-même que ces éléments ont été observés depuis fort longtemps en Chine et ailleurs, et qu'ils ont été classés et reconnus en fonction du déroulement d'une journée et d'une nuit et même dans le cadre de la succession des saisons, sans oublier l'âge ni le sexe.

Les conséquences risquent de vous étonner !

Alors que vous vous apprêtiez peut-être à acquérir un ensemble de **"recettes santé"**, vous serez naturellement incliné à changer certaines de vos habitudes de vie lorsque celles-ci vous apparaîtront erronées.

Pourquoi ?

La beauté et la puissance de votre être corporel comme spirituel vous apparaîtront peu à peu dans toute sa force et sa spécificité.

Inutile de vous en dire plus sur le sujet, car mon meilleur allié n'est autre que vous-même, dans votre découverte patiente et constante.

Oui, vous allez développer, à votre rythme et selon vos besoins profonds, **un nouvel art de vivre**.

Vous avez le pouvoir d'entretenir votre santé physique, émotionnelle et mentale !

Le plus surprenant pour un esprit occidental, c'est de prendre la mesure d'une révélation proprement bouleversante.

Tous les aspects de votre personne, physique, émotionnelle comme psychique ou psychologique évoluent en interdépendance.

Le physique agit sur votre émotionnel et mais l'inverse est également vrai.

Il vous reste à découvrir comment et selon quels principes.

Surtout ne vous inquiétez pas, dès le chapitre suivant, les choses deviendront plus claires, et à la fin du chapitre 3, vous aurez tous les éléments pour commencer à pratiquer sereinement les Do-In réunis dans la pratique du grand Do-In.

Pour le moment, veuillez simplement noter que chaque fonction vitale entretient des relations de nourrissages et de dégagement avec d'autres fonctions vitales.

Par exemple, ce qui concerne le fonctionnement du cœur et de la circulation sanguine est facilité ou nourrit par le fonctionnement du foie, mais aussi contrôlé par le fonctionnement des reins et de la vessie, d'une manière équilibrée ou, au contraire, déséquilibrée.

Quand le moment sera venu, un petit schéma très simple vous sera soumis de façon à ce que vous ayez une vision claire **de toutes ces interdépendances**.

Mais pour le moment rappelez-vous qu'il vous faut expérimenter par vous-même.

Pour cela, rien de mieux qu'un petit questionnaire qui va vous permettre de vous orienter dans votre chemin de découverte individuel.

Des moyens concrets à découvrir par vous-même...

- Quand vous vous levez le matin, sentez-vous de la fatigue ou au contraire sentez-vous l'énergie se réveiller en vous progressivement ?
- Êtes-vous sujet à des allergies et de quel type ? (peau, yeux, respirations ou intolérances alimentaires...)
- Avez-vous connu des maladies graves (cancer, problème cardiaque, problème osseux ou rhumatismaux grave) ?
- Avez-vous des coups de fatigues inexpliqués, et, si oui, à quel moment de la journée ?
- Quand vous rencontrez une difficulté dans votre vie professionnelle ou personnelle, avez-vous tendance à être découragé par les efforts à fournir ou au contraire vous sentez-vous naturellement apte à les dépasser ?
- Si quelque chose vous déplaît dans vos relations proches, avez-vous tendance à exploser facilement ou au contraire prenez-vous le temps de réfléchir à la meilleure solution pour aider autrui comme vous-même, à dépasser le problème ?
- En ce qui concerne les infections ORL d'origines virales ou bactériennes, tombez-vous plutôt malade en été ou en hiver ou plutôt à l'automne ou au printemps ?
- Connaissez-vous des problèmes d'insomnies ou d'angoisse nocturne, ou avez-vous le sentiment d'avoir besoin d'un peu trop de sommeil ?
- Dans votre enfance, vous est-il arrivé de vous retrouver souvent à l'hôpital pour des fractures diverses et variées, ou même à l'âge adulte ?
- Ou au contraire, si vous n'avez jamais été à l'hôpital, avez-vous pour autant tendance à subir 2 angines et 2 grippes en hiver (ou pas) ?
- Avez-vous connu des troubles gastriques et à quelle occasion ?
- Avez-vous bon appétit ou au contraire un appétit d'oiseau ?
- Avez-vous connu des problèmes de constipation ou de digestion trop rapide?

- Avez-vous connu des problèmes de dépendances (tabac, alcool, sexe ou drogue...) ?

Il va de soi que ce questionnaire à usage strictement personnel n'a pas vocation à être exhaustif.

Vous avez donc le loisir de le compléter en fonction de ce que vous savez sur vous-même et sur votre histoire.

Il est probable que seules 2 ou 3 questions vous concernent réellement, mais parfois moins ou parfois plus.

Répondez-y sans faux semblant, vous vous rendrez un service inestimable.

Lequel ?

Tout simplement, vous garderez à l'esprit le type de difficulté que vous avez connu ou connaissez actuellement et ce sera **une indication précieuse pour pratiquer les Do-In en insistant sur votre ou vos points faibles.**

Ainsi, vous apprendrez à corriger et à renforcer vos fonctions plus fragiles, sans surcharger pour autant celles qui sont opérationnelles d'une manière optimum.

Voyage autour de vous-même en 5 semaines

Pourquoi 5 semaines ?

Il est nécessaire de prendre le temps de connaître par la pratique – une connaissance intellectuelle serait tout à fait insuffisante pour ne pas dire fallacieuse ! – chacun des Do-In.

Et ils sont nombreux.

- En 4 semaines, vous saurez pratiquer les Do-In des 5 grands segments du corps (membres supérieurs – têtes – dos et torse – membres inférieurs – ventre).
- Puis la dernière semaine, vous la consacrerez à pratiquer l'enchaînement du Do-In complet.

- Ensuite, en fonction du temps et des circonstances, vous pourrez pratiquer tel ou tel Do-In de la manière la plus efficace pour vous-même dans le respect des réalités énergétiques que vous connaîtrez intimement grâce à votre constance sur votre chemin de maîtrise.

LE CORPS ET L'ESPRIT FORMENT UNE UNITÉ

Je vous propose maintenant de prendre contact avec un dernier point essentiel pour pleinement bénéficier de la pratique progressive du grand Do-In.

La philosophie occidentale est structurée autour d'une opposition devenue classique depuis la plus haute antiquité : le corps s'oppose à l'esprit, la matière à l'essence etc.

Cette vision a porté ses fruits, particulièrement dans les domaines des sciences mathématiques et humaines.

On en trouve aussi la trace dans un trait de caractère universel dans nos contrées : la faculté de culpabiliser.

Pourquoi et comment ?

Vaste question qu'il n'est pas possible de traiter dans un ouvrage à usage plus pragmatique que philosophique.

Cependant, il vous sera utile de savoir que pour un esprit oriental, cette opposition ne signifie rien en elle-même.

En fait, elle signe une relation dynamique entre les 2 aspects d'une même réalité, l'un ne pouvant exister sans l'autre.

La représentation de l'homme en Asie se forme à l'aide du principe des polarités – positif-négatif, matière-esprit – qui se transforme l'une en l'autre, au cours de cycles perceptibles dans la nature dans la vie humaine, et particulièrement dans le fonctionnement des organes les uns avec les autres.

C'est la raison pour laquelle l'opposition entre une réalité et une autre forme de réalité ne signifie rien d'autre que la mutation du Yang en Yin et du Yin en Yang dans le corps énergétique.

Ce sera le sujet central de notre prochain chapitre.

Mais avant cela, résumons ensemble les quelques éléments utile à mémoriser...

Résumons

- Cet ouvrage est un guide pour vous permettre de découvrir l'art de vous masser vous-même en 5 semaines.
- L'essentiel de votre découverte se fera par la pratique patiente et quotidienne d'un certain nombre de manipulations simples.
- Si vous connaissez des soucis physiques, n'hésitez pas à chercher le ou les points susceptibles de vous soulager, sans omettre de faire un tour au chapitre 4 qui vous informera sur les méthodes de massage proprement dites.
- Aucune préparation mentale ou philosophique, ni même l'acquisition d'un bagage intellectuel encombrant, ne vous sera nécessaire : seule la pratique constante guidera votre découverte, puis votre maîtrise du grand Do-In.
- En prime, vous aurez à votre disposition d'autres techniques de secours très utiles, y compris dans des situations d'urgence.
- **Les informations à mémoriser seront le fruit de votre expérience** et de quelques éléments qui vous deviendront très vite familiers.
- Alors, quel que soit votre attente légitime, offrez-vous le plaisir de continuer votre lecture avec le chapitre 2 !
- Il a pour but de vous familiariser très simplement avec la réalité énergétique du corps humain.

2

QU'EST-CE QUE L'ÉNERGIE ?

L'énergie est un concept que nous utilisons tous pour décrire notre état de forme ou encore pour décrire une transformation d'un élément en un autre : l'énergie électrique en se transformant dans les éléments de l'ordinateur vous permet de lire votre ouvrage.

Ces 2 observations très simples ne nous permettent pas encore de savoir immédiatement ce que peut être l'énergie pour un praticien du Do-In.

Mais, cher lecteur, vous allez vite comprendre que ce mot recouvre une réalité plus surprenante, très loin du concept un peu flou que j'ai évoqué.

Le mot énergie est d'origine grec puis latine, et il signifie "**force en action**".

Dans ce cadre, il se trouve que les physiciens du 20e siècle et les sages orientaux ont fait des découvertes similaires avec des moyens très différents.

En effet, toute manifestation matérielle, perceptible ou non par l'un de nos 5 sens, **a une nature et une origine énergétiques**.

Ainsi la chaise ou le fauteuil dans lequel vous êtes assis vous paraît solide, plus ou moins confortable, mais elle comporte une incontestable cohérence comme une densité et une dureté particulière.

Mais si nous observons la structure de votre chaise avec des moyens de grossissement très perfectionnés, nous allons observer un nombre incroyable de mouvements en spirale effectués par les milliards d'atomes composant la chaise.

Vous pourrez noter aussi que le vide occupe beaucoup plus de place que ce que votre sensation peut vous l'indiquer.

Si nous descendons encore dans la résolution vers l'infiniment petit, le vide apparaît de plus important dans l'espace, et l'aspect corpusculaire de la matière disparaît au profit d'ondes manifestant le déplacement à très grande vitesse d'énergies de différentes natures.

Ainsi la structure de la matière est en définitive un océan d'énergies polarisées.

UNE HISTOIRE D'OBSERVATION ET DE RESSENTI

Comment cette observation peut vous être utile ?

Pour un médecin ou savant qui vivait en orient il y a 2.500 ans, cette réalité est devenue tangible par l'observation des phénomènes naturels (les minéraux, les végétaux, les animaux) mais aussi le corps humain en plus ou moins bonne santé.

L'observation attentive et patiente lui a permis de dégager quelques lois universelles que la science la plus pointue corrobore aujourd'hui.

Quels sont ces lois universelles ?

- Tout est énergie en croissance ou en décroissance.
- Tout ce qui a un début a une fin.

- La santé est un état précaire : elle signe un rapport de force plus ou moins harmonieux entre 2 énergies de nature opposée.
- L'homme aspire au bonheur et fuit le malheur.
- La nature du bonheur réside dans l'harmonisation de nos forces avec les forces de l'univers nous environnant.
- Toute manifestation vivante provient de l'un indifférencié et retourne à l'un indifférencié, quand les forces de décroissances ont désagrégé les forces de croissance, ce qui représente le cycle de la vie.

Vous avez noté que l'énergie n'apparaît pas comme une force uniforme, mais qu'elle prend **2 aspects ou 2 formes de manifestation et, en conséquence, elle a 2 modes d'action.**

C'est ce que nous appelons la polarité de l'énergie !

Quelles sont les conditions nécessaires ?

Prenons un exemple que vous connaissez bien : l'électricité !

Il faut un pôle négatif et un pôle positif pour que les électrons composant le courant électrique circulent de l'un à l'autre avec plus ou moins d'intensité et de puissance, en fonction des caractéristiques du générateur électriques et des transformateurs.

Dans le cadre du grand Do-In, comme en Shiatsu, chaque organe et chaque viscère fonctionne un peu comme un transformateur mais aussi comme un générateur.

Ouvrons maintenant notre réflexion au cadre du corps humain dans les relations qu'il entretient avec les énergies naturelles **dont il est partie intégrante.**

La notion de polarité

Il est très important pour vous de commencer à réaliser que votre existence individuelle n'est pas indépendante du milieu qui l'a produite.

Cette idée peut être difficile à accepter car en occident nous avons tendance à opposer les réalités d'une manière absolue.

Par exemple nous valorisons l'activité sous toutes ses formes et nous avons tendance à avoir du mépris pour la passivité.

Nous privilégions souvent l'avenir sur le passé, le visible sur l'invisible, mais aussi l'esprit et le mental sur le corps et l'animalité.

Parfois cette attitude est juste, d'autre fois elle nous empêche de sentir "d'où vient le vent"...

En effet, si nous savons que nous sommes issus de la rencontre sexuelle d'une femme et d'un homme, notre tribut à la nature et à l'animalité s'arrête trop souvent dès que nous avons fait nos preuves en tant qu'être autonome et adulte.

Oui, nous pensons implicitement que notre vie "raffinée et civilisée" dans les grandes villes actuelles nous dispense de nous percevoir comme un phénomène de vie participant à la vie du grand tout manifesté.

Les conséquences peuvent être problématiques :

- Nous ne sentons pas les messages que notre corps nous fait parvenir à travers les ennuis petits ou grands dont nous souffrons épisodiquement ou régulièrement.
- Nous ne prenons pas garde au manque de sommeil, ou au contraire, à la mollesse dans laquelle nous nous enfonçons durant nos loisirs, sous prétexte que nous en faisons bien assez dans notre cadre professionnel ou familial.

Cette façon d'opposer et de valoriser, et donc de dévaloriser les situations et les couples opposés n'est pas une fatalité.

Opposer le masculin au féminin a pour conséquence la triste misogynie, mais aussi son opposé la misandrie toute aussi dommageable.

Nous avons besoin les uns des autres comme nous avons besoin d'alterner les périodes d'activités et les périodes de repos.

En d'autres termes, nous avons besoin de nous relier aux ressources de vie pour vivre une pleine, créative et respecteuse.

Pour revenir à notre question centrale, l'énergie, que serait la vie sur terre sans le soleil ou sans la lune ?

Que seraient les vertus masculines sans les vertus féminines ?

Que produiraient les forces d'expansion sans les forces de concentration ?

Une chose est certaine : il n'y aurait pas les conditions pour que des êtres vivants élaborés puissent vivre et améliorer leur quotidien et faire perdurer l'existence de l'espèce humaine !

La complémentarité est plus puissante que l'opposition

Cette simple réflexion générale nous enseigne une loi de la nature :

- Le plus ne va pas sans le moins, le positif sans le négatif, et le masculin sans le féminin.
- Plus fort encore, les sages orientaux ont montré, à travers leur observation du corps humain et de la nature, que le positif se transformait en négatif au moment d'un changement de cycle, mais aussi que le négatif lui aussi, se transformait de la même manière en positif quand le temps est venu !

Nous reviendrons sur cette importante question lorsque nous découvrirons ensemble les qualités énergétiques du Yin et du Yang à travers bon nombre de ses conséquences pour le corps humain et la conduite d'une existence harmonieuse.

Ce sera l'un des objets centraux des 2 prochains chapitres.

Pour autant, votre découverte doit être fondée sur l'expérience.

Il est donc temps de continuer d'explorer les bases pratiques du Do-In.

UNE CONNAISSANCE CONCRÈTE

Reprenez la 1re posture que vous avez découverte dans le 1er chapitre.

- Asseyez-vous confortablement en prenant le temps de percevoir votre assise, de redresser votre dos, de prendre conscience de votre respiration pendant une dizaine de secondes, sans oublier de positionner aussi délicatement que possible votre tête dans l'axe de votre colonne vertébrale.
- Posez votre main gauche détendue dans votre main droite en veillant à ce que vos 2 pouces se touchent à leurs extrémités.
- Posez votre regard devant vous sans chercher à le fixer sur quelque chose. Contentez-vous de le laisser se poser sur un objet ou un autre à environ 1,60 mètres de votre position actuelle.
- Quand vous avez l'impression d'être suffisamment détendu (un indice précieux : les épaules se sont posées et le ventre s'est détendu) posez la largeur de votre main gauche à la limite inférieur de votre nombril.
- À l'aide de l'index de la main droite, repérez au toucher votre **hara** qui se trouve à l'aplomb de votre nombril à la limite inférieur de votre main gauche.
- Après l'avoir repéré, joignez vos mains perpendiculairement à ce centre énergétique (comme si vos mains étaient sorties de votre ventre) en veillant à ce que vos doigts se touchent par leurs extrémités. Gardez cette position quelques instants, puis frottez vigoureusement vos mains en veillant à rester en face de ce centre.
- Si vous le souhaitez, il peut être très utile de noter vos impressions de toute nature après ce 1er exercice. Si vous avez une bonne mémoire et que vous avez l'habitude de faire attention à vous-même, une légère focalisation sur vos sensations, à la chaleur ou à la fraicheur dans telle ou telle

partie du corps vous sera très profitable dans votre chemin de découverte.

Le hara est au centre de la spirale énergétique qui réunit l'énergie positive (Yang) et négative (Yin) au centre du ventre dans le bas des intestins.

Il est le foyer de l'équilibre de la personne humaine mais aussi de la mémoire du corps comme de tous les mouvements automatiques. Si vous avez pratiqué le judo ou l'aïkido, vous savez que les mouvements efficaces ne se pensent pas mais s'effectuent automatiquement en partant de cette zone.

Une approche respectueuse de soi comme d'autrui

Le Do-In est un Yoga ! Que signifie ce mot ?

Ce mot est une racine indoeuropéenne qui a trouvé place dans la langue française dans un mot qui en infléchit le sens initial.

Le joug !

À l'origine, ce mot ne signifie rien d'autre que le lien.

Non pas le lien qui retient ou qui entrave, mais celui qui relie le ciel et la terre, et la terre et le ciel dans un incessant mouvement descendant et montant.

Respecter son être ne demande pas beaucoup d'effort, beaucoup moins que celui que vous faites chaque jour pour aller travailler et prendre soin de vos proches.

Se respecter ne demande qu'une chose : pratiquer en conscience une liaison entre le ciel et la terre à travers votre corps.

Et vous verrez que vos obligations en seront grandement allégées de quelque nature qu'elles soient !

Et enfin, vous saurez naturellement, y compris dans les périodes de crise, respecter les personnes qui vous entourent et celles que vous aimez.

Permettez-moi d'être discret sur cette question, car vos découvertes seront plus importantes que tous les beaux discours...

À VOUS DE JOUER !

L'un des secrets les mieux gardés concerne votre respiration.

C'est elle qui vous guidera et favorisera l'échange entre les manipulations ou massages et les organes qui demandent un soin particulier.

En fait la respiration est un massage interne et presque passif, pour une bonne part inconscient, alors que les massages effectués avec vos mains sont conscients, actifs et volontaires.

Pratique de la respiration

Reprenez la position indiquée précédemment et inspirez profondément par nez en laissant votre ventre gonflé avec chaque inspire.

Quand vous vous serez familiarisé avec cette nouvelle sensation, alors que vous continuez de respirer lentement et profondément, tournez délicatement votre attention vers vos reins et le sacrum ou le bas de votre dos.

À mesure que vous pratiquerez – à raison de 1 à 3 minutes par séquences – vous percevrez de plus en plus nettement la vague puissante et douce qui ouvre et ferme alternativement le bas de votre dos en parallèle au mouvement libre qui anime votre ventre.

Prise de contact : la posture

Une question importante concerne la posture.

Il s'agit ici d'être encore une fois le plus proche des réalités de votre corps.

3 possibilités s'offrent à vous :

- La position du Seisa que certains considèrent comme étant la meilleure.

Il est vrai qu'elle est particulièrement stimulante pour les membres inférieurs et facilite la détente du dos des épaules et du ventre.

Cependant, elle nécessite une vraie souplesse et ne doit pas provoquer de douleurs dans les jambes, sinon la disponibilité recherchée serait compromise.

Si vous êtes cycliste ou tout simplement "particulièrement" musclé des jambes ou même sensible aux rhumatismes, une autre position sera tout aussi favorable à votre découverte : c'est celle de l'illustration suivante.

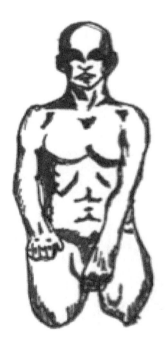

Position du Seisa

- La position assise que vous connaissez pour la pratiquer quand vous êtes à votre table de travail ou assis au bord de votre lit, sera tout aussi efficace, en y ajoutant le repos de la main gauche dans la main droite, comme vous l'avez découvert dans le chapitre précédent.

Avant cela, comme pour la posture précédente, veuillez laisser l'espace de la largeur de votre point entre vos jambes.

- Enfin si vous avez pratiqué un Yoga indien, vous souhaiterez, peut-être, démarrer avec la position du lotus ou sa forme égyptienne connu sous le nom position du scribe.

Si vous n'y êtes pas habitué, attention à ne pas tendre votre dos, ni contracter votre bas-ventre ni même vos épaules.

Un dos droit mais détendu étant nécessaire pour bénéficier de cette préparation au Do-In d'une manière optimale, je vous conseille de l'utiliser si et seulement si vous y êtes habitué.

Si vous êtes attiré par cette position, un coussin ferme glissé sous le fessier peut vous permettre de trouver une position ouverte et détendue sans douleurs inutiles.

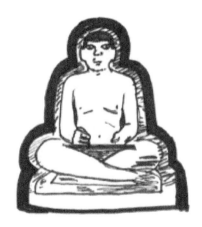

À noter que si, à un moment de votre vie, vous êtes alité sans pouvoir tenir la position assise, vous pourrez effectuer un Do-In basé sur la respiration et la visualisation avec grand profit.

Cependant, il est nécessaire de le découvrir à partir d'une des 3 positions évoquées avant de pouvoir l'effectuer avec efficacité.

Nous en reparlerons ensemble le moment venu.

Quand et où ?

L'idéal pour la pratique du Do-In, c'est la période qui suit immédiatement votre levée à jeun.

Jacques Rofidal nous fait remarquer à ce propos que la pratique régulière du Do-In peut réduire votre besoin de sommeil à 6 heures par nuit en été et 8 heures en hiver.

La raison en est simple : vous découvrirez que vous saurez instinctivement mieux vous nourrir en quantité adéquate à vos besoins et que votre sommeil se calera entre 22 heures et 4 heures du matin en été, et entre 22 heures et 6 heures en hiver.

Oui, le Do-In va faciliter une assimilation optimum mais aussi une élimination suffisante.

Pour autant vos conditions de vie priment et si vous préférez pratiquer le Do-In en soirée ou à midi, ou à une autre période de la journée, vous en tirerez tous les avantages que vous êtes en droit d'attendre.

Veuillez toutefois remarquer que si vous pratiquez en soirée, ayez la sagesse d'effectuer un Do-In léger, car dans le cas contraire, le réveil de votre énergie risquerait de rendre difficile votre endormissement quand vous le souhaiterez !

Pour ce qui est du lieu, si votre chambre à coucher est assez spacieuse, elle peut offrir le cadre idéal. Mais votre salon ou votre bureau pourra faire l'affaire, à condition que vous n'y soyez pas dérangé ni par les membres de votre famille ni par vos collègues de travail !

Le calme et le silence sont nécessaires à une pratique sereine et efficace.

Le témoignage de Véra S.

Dans mon groupe de Do-In, Véra S., une merveilleuse petite demoiselle toujours prête à rendre service, connaissait malheureusement un état de fatigue permanent depuis l'adolescence.

Les traitements à base de vitamine, les séances d'ostéopathie et d'acupuncture l'aidaient sensiblement un temps, mais l'état de fatigue profonde revenait invariablement.

En quelques séances, nous étions devenus amis comme il arrive souvent dans ces groupes qui ont pour vocation la pratique d'un Yoga ou d'un autre.

En parlant avec elle, je découvris qu'elle ne s'aimait pas beaucoup alors qu'elle avait beaucoup d'amis.

Elle n'avait pas confiance dans sa féminité alors qu'elle était plutôt jolie, et l'idée d'avoir un jour un enfant lui paraissait être au mieux une incongruité.

Elle me confia un jour que sa mère et elles ne s'entendaient pas, qu'elle avait été élevée seule, et que sa mère avait été contrainte de beaucoup travailler pour subvenir à leurs besoins.

La pratique du Do-In changea peu à peu son rapport avec elle-même.

Elle nous confia que la découverte pratique de son hara pour se charger les mains, puis comme aboutissement du Do-In complet – ou grand Do-In – l'avait stabilisé, et peu à peu, lui avait donné ce qu'elle appelle "ma joie de vivre".

Le plus merveilleux dans cette histoire c'est qu'un an après avoir débuté le Do-In qu'elle pratiquait surtout seule, elle concevait une jolie petite fille du nom d'Elisa.

Et comme vous pouvez l'imaginer, c'est une merveilleuse maman aimée et aimante depuis de nombreuses années.

Oui, le hara se situe exactement à l'endroit ou le fœtus se développe pour former un beau nourrisson !

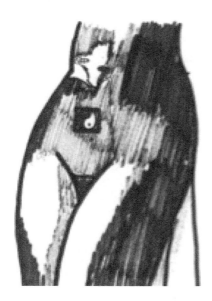

Cher lecteur, vous aussi, vous avez le droit au meilleur dans votre vie !

Alors suivez-moi dans la lecture du 3e chapitre qui vous éclairera sur les origines du Do-In, et la complémentarité qui existe entre cette approche pratique venue d'orient et les approches occidentales des questions de bien-être et de santé.

3

UN PEU D'HISTOIRE

AUX CONFINS DES CIVILISATIONS

Ce court chapitre a pour but de vous informer sur les bases qui ont permis au Do-In d'arriver jusqu'à vous aujourd'hui.

Vous verrez aussi que cette technique corporelle et spirituelle peut vous aider, sans remplacer les médications que peut apporter la médecine occidentale.

Vous prendrez aussi connaissance des quelques contre-indications ou restrictions à la pratique du Do-In et les quelques précautions à prendre si vous avez besoin d'user des points Ji-Jo (un Do-In d'urgence) pour soulager une douleur ou répondre à un accident.

Enfin, vous vous initierez aux différentes formes de massages et de percussions pour stimuler et désengorger vos chemins d'énergie.

De l'Inde en passant par la Chine jusqu'au Japon

Le Do-In est une discipline de massage qui s'inspire de 3 traditions.

La tradition indienne voit le Yoga se développer dès le 3e millénaire avant notre ère et il est codifié par écrit au début du 2e millénaire.

Cette discipline a pour but l'unification de l'être complet dans ses aspects corporels et spirituels.

Passée en chine par l'intermédiaire du bouddhisme au début de notre ère, cette tradition fusionne avec le taoïsme.

Le mot Do-In comporte sous une forme déformée le mot Tao qui signifie "le tout" ou "le chaos" dans un sens différent de celui que nous lui donnons en occident.

Il s'agit plutôt d'exprimer la puissance globale et polarisée qui sous tend toute réalité d'ordre matériel comme spirituel.

Enfin le Do-In est pratiqué dans un cadre épuré par les adeptes du bouddhisme Zen japonais. La prééminence de l'acte sur le discours, la vacuité comme réalité spirituelle ultime essentialise alors le Do-In.

Qu'est-ce qu'un Yoga ?

Le Do-In comme Yoga est l'art pratique de se relier au monde réel qui nous environne au-delà du dualisme apparent.

L'être humain est compris comme étant un microcosme, "**un univers complet en résumé**", réunissant l'énergie en provenance de la terre et l'énergie en provenance du ciel.

L'énergie terrestre est appelée YIN, alors que l'énergie céleste est appelé YANG.

LA MÉDECINE ÉNERGÉTIQUE CHINOISE

Cette compréhension de la polarité énergétique va permettre au médecin chinois de découvrir que chaque organe (et chaque viscère) et chaque fonction vitale remplie par cette organe a lui aussi une polarité Yin ou Yang.

Par exemple, le poumon est un organe Yang nourri par un méridien ou un canal énergétique Yin, par contre l'estomac est un organe Yin nourrit par un méridien Yang.

Une dernière chose encore : tout circuit d'énergie Yang finit par générer un circuit d'énergie Yin et de la même manière tout circuit Yin fini par se transformer en circuit Yang par l'intermédiaire de l'organe irrigué... mais aussi aux extrémités du corps humain !

Le Yin et le Yang

Vous allez très vite comprendre l'intérêt de ce couple d'énergie qui baigne la totalité du corps !

4 informations simples et importantes sont nécessaires et suffisantes à vos découvertes pratiques des Do-In :

- La tête et le dos, l'extérieur des bras sont parcourus par des méridiens Yang.
- Le visage, l'intérieur des bras, le torse et le ventre sont parcourus par des méridiens Yin.
- L'énergie provenant du ciel et du soleil entre dans le corps par le sommet du crâne, mais aussi par les narines et les extrémités du dessus des doigts.

L'énergie Yin provenant de la terre mais aussi des minéraux et de l'eau, entre dans le corps par la voûte plantaire et par la nourriture que vous consommez.

Ces 2 derniers éléments auront une application pratique dans la conduite ordonnée du grand Do-In.

En effet les massages doivent toujours s'effectuer dans le sens naturel d'écoulement de l'énergie Yang et Yin.

Vous comprendrez très vite concrètement l'importance de cet ordre simple, lorsque vous allez débuter le massage des mains, des poignets et des bras au prochain chapitre.

Pour vous aider à visualiser cette réalité riche de conséquence, vous pouvez vous reporter à la silhouette qui suit :

- La partie gauche de la silhouette représente les méridiens du dos – Yang –, et la partie droite représente les méridiens de la face, essentiellement Yin !

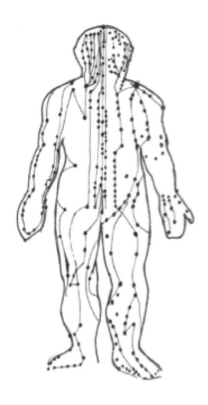

Pour ce qui concerne cette découverte pratique du Do-In, vous n'aurez bien sûr pas à connaître intellectuellement la totalité de 14 méridiens vivifiant le corps !

Pour un médecin chinois, cette étude complète demande entre 12 et 14 ans de formation avant d'en connaître parfaitement tous les tenants et aboutissants.

Par contre, votre expérimentation personnelle et la sagesse intime de votre corps sauront vous guider pour bénéficier de cette dynamique énergétique, à travers la pratique des massages Do-In.

Et pour cela, votre découverte personnelle vous apportera la connaissance globale vous permettant l'épanouissement optimum de votre être réel et profond.

Un seul principe est essentiel à connaître et à comprendre : la réalité polarisée de l'énergie Yin et Yang qui vous relie au monde comme il vous anime, et vous permet d'exister dans la sérénité et la force qui vous reviennent de droit !

Enfin, pour fixer les implications énergétiques que représentent le Yin et le Yang dans le corps humain, mais aussi dans la psyché, vous pouvez vous référer à ce tableau qui vous permettra de comprendre le mouvement énergétique que vous libérez ou ralentissez dans chacun des Do-In.

Yang — Yin
activer — disperser
droite — gauche
midi — minuit
soleil — lune
masculin — féminin
avant du corps — arrière du corps
externe — interne
chaleur — froid
sècheresse — humidité
mouvement — repos
mobile — immobile
agité — calme
clair — sombre
descendant — montant
extérieur — intérieur
excitant — inhibant
fort — délicat
haut — bas
dos — ventre
face externe des membres — face interne des membres
organes — entrailles

LA RIGUEUR ET LA CLARTÉ ZEN

Un résultat ne se cherche pas, il se trouve !

Qu'est-ce que cela signifie ?

Le bouddhisme zen est une pratique corporelle et spirituelle qui doit permettre la mise à distance du fonctionnement mental.

En effet, l'esprit apparaît comme étant l'obstacle majeur pour réaliser l'unité vivante du corps et de l'esprit.

Dans le cadre de votre découverte puis de votre maîtrise progressive du grand Do-In, cela signifie clairement qu'il n'est pas nécessaire de vous encombrer d'un grand nombre de connaissances médicales, philosophiques ou autres !

Seule la pratique – et l'expérimentation patiente et constante – vous permettra de connaître intimement et efficacement votre corps total et stimuler un état dynamique de vitalité et de santé réelle.

Sentir, observer, agir !

Vous avez commencé à réveiller la sensibilité de votre corps, mais aussi une attention délicate à cette sensibilité.

La progression proposée doit vous permettre de ne pas vous focaliser ou entrer dans un état de concentration extrême qui nuirait à l'état de disponibilité nécessaire.

- Une 1re étape que vous avez déjà amorcée : réveiller la sensibilité à votre corps dans une attention bienveillante et respectueuse de votre corps réel.

Cette sensibilité nouvelle va très vite vous aider à observer, par la pratique des massages ou Do-In, le mouvement de l'énergie qui irrigue et nourrit tout votre corps.

Des images pourront s'imposer à vous.

Jacques Rofidal parle d'une spirale en référence au mouvement qui anime les corps célestes comme l'infiniment petit.

Peut-être l'image de **l'arbre de vie** vous parlera plus.

Quelles qu'elles soient, elles sont justes et utiles à partir du moment où vous les produisez naturellement, lorsque vous pratiquez un massage.

- Puis, vous allez prendre conscience de la réalité énergétique qui vous anime.
- Enfin, vous allez découvrir **une nouvelle façon intégré, globale mais précise** d'agir sur vos conditions de vie réelles.

Tel ou tel comportement inadéquat pourra être changé sans difficulté car **la nature profondément équilibrée et harmonieuse de votre être globale vous apparaîtra, non pas mentalement, mais dans la vie même de l'instant, réveillée par le grand Do-In.**

Les rythmes de vie, la qualité de l'alimentation, l'attention à vos besoins profonds seront, non seulement renforcés, mais aussi guidés par la puissance juste de votre intuition nourrie par votre nouveau vécu corporel.

- Enfin, vous allez découvrir votre nouvelle capacité à agir en harmonie avec les forces de la nature.

LA COMPLÉMENTARITÉ-SANTÉ ENTRE L'APPROCHE OCCIDENTALE ET ORIENTALE

Cher lecteur, je dois maintenant vous entretenir quelques instants d'une réalité capitale.

Vous êtes une personne active, responsable et vous cherchez à améliorer votre qualité de vie.

Parfait !

Quel que soit le genre de problèmes que vous rencontrez d'une manière récurrente ou ponctuelle, les accidents de la vie sont nombreux et parfois très difficiles à gérer par soi-même.

La médecine occidentale opère des prises en charges qui sont nécessaires dans bien des situations. Il ne s'agit donc en aucun cas d'opposer les bienfaits d'une approche orientale avec les bénéfices incontestables d'une médication raisonnée, telle que la médecine occidentale est capable de la prodiguer.

Si pour une raison sérieuse vous êtes dans l'obligation de prendre une médication puissante dans un cadre précis (par exemple une dépression, un cancer ou même une simple bronchite), cela ne signifie en rien que votre corps ou votre psychisme est défaillant.

Vous veillerez seulement à pratiquer dans la mesure de vos possibilités le Do-In qui vous correspond à distance d'une prise de médicament.

En général, quelques heures de délais sont suffisantes. Nous y reviendront dans la dernière partie de ce chapitre.

Cependant, vous découvrirez rapidement que, pour ce qui concerne les petites difficultés de santé, vous pourrez remplacer avantageusement la prise de médicaments de confort par la pratique quotidienne du Do-In.

Mais si pendant un temps réduit, vous avez besoin de tel ou tel antalgique, vous pourrez continuer à pratiquer le Do-In en veillant à ne pas mélanger dans le temps ces 2 types de démarches.

En effet, les médicaments, composés de molécules actives, agissent aussi sur votre équilibre énergétique profond.

Et vous conviendrez avec moi qu'il serait dommage de provoquer des difficultés nouvelles et erratiques, alors que votre désir profond vise une existence plus harmonieuse et intégrée !

La maladie n'est pas une fatalité

Permettez-moi d'insister une dernière fois : la maladie n'est pas une fatalité, ce qui signifie qu'elle n'est pas le fruit d'une faute.

Oui, nous faisons des erreurs, oui nous ne respectons pas toujours nos rythmes mais, comme le dit un ami philosophe : "nous ne sommes pas coupables de nos erreurs mais nous pouvons apprendre à être responsable de notre bien-être comme de notre santé" !

Sans compter "la faute à pas de chance" : une hérédité problématique ou une fragilité génétique ne peut être imputée à votre responsabilité individuelle, même si la théorie de la réincarnation vous influence !

Le Do-In sera un moyen infaillible de vous responsabiliser sans faire l'erreur – inutile et couteuse en temps et en énergie – de vous culpabiliser...

Il vous mettra en présence simple et concrète de vos potentialités et vous rendra apte intuitivement à saisir les opportunités positives qui s'ouvrent aujourd'hui à vous.

Que ce soit un changement de rythme de vie, une évolution de votre attitude mentale, un repositionnement des habitudes alimentaires, votre pratique vous guidera sur la voix du succès et de l'harmonie dynamique qui est la nature profonde de la vie dont vous êtes partie intégrante !

La santé n'est pas une panacée

Comme le dit un proverbe chinois "la santé ne laisse augurer rien de bon".

Cette boutade est plus profonde qu'il y paraît au premier abord !

En effet, la santé à tout crin, la santé de fer n'est pas nécessairement le signe d'un équilibre dynamique bénéfique à long terme. En effet, les rhinites, les coryzas ou les problèmes de peau bénins sont souvent le signe d'un organisme équilibré qui élimine les toxines accumulées dans tel organe ou telle viscère, au cours de la saison qui vient de s'écouler !

Dans ce sens, la médecine la plus pointue a fait une découverte très intéressante au cours de la dernière décade : statistiquement, les personnes souffrant de problèmes allergiques sont nettement moins exposés aux maladies dégénératives comme les cancers ou la maladie d'Alzheimer !

Cher lecteur, que vous soyez gâté par la nature ou non, le

Do-In va vous enseigner naturellement à prendre en compte les échanges permanents que votre être global (énergétique) entretient avec son environnement !

Et vous saurez bénéficier des cycles d'énergie qui vous animent au cours d'une journée, d'une semaine, comme tout au long de l'année et des cycles de l'âge.

Mais, trêve de généralités qui, pour importantes qu'elles soient, ne doivent pas prendre le pas sur votre expérimentation concrète du Do-In !

PRÉCAUTIONS D'EMPLOI

Sans parler de contre-indication absolue, il est nécessaire de mémoriser quelques conditions dans lesquelles la pratique du Do-In doit être pratiquée avec circonspection, voire même, repoussée dans certain cas très spécifiques.

Si vous êtes fatigué ou légèrement malade, vous pratiquerez un Do-In léger, ce qui signifie 2 choses :

- Vous écourterez vos séances qui ne devront pas excéder un quart d'heure, alors qu'un Do-In complet peut prendre une heure à une heure et demie le matin à jeun, en période de bonne santé.
- Vous privilégierez un massage doux et léger, et les passes, plutôt que d'insister, y compris sur vos points douloureux.

Vous ne tirerez pas trop sur les articulations et vous ne presserez pas en profondeur les circuits de méridiens que vous connaîtrez en pratique, au cours des 5 chapitres qui vont suivre.

Par ailleurs, si vous êtes dans une des situations que je vais préciser maintenant, ayez la sagesse de demander l'avis d'un médecin connaisseur en énergétique chinoise.

Bon nombre d'homéopathes et de médecins acupuncteurs sont souvent bien formés pour cette discipline.

Dans d'autres cas, il suffira de remettre au lendemain ou bien d'attendre quelques heures !

- Si vous souffrez d'une maladie chronique ou persistante
- Dans les 4 heures qui suivent la prise de toute drogue (médicaments, y compris les antalgiques, plantes médicinales, alcool ...)
- Si vous suivez un traitement médical régulier (ne tenez pas compte de cette recommandation si vous prenez des vitamines, des minéraux ou des compléments alimentaires usuels)
- Si vous souffrez de troubles cardiaques ou d'une maladie tissulaire comme l'arthrite chronique, le cancer, les varices etc. (Notez que le Do-In peut vous être d'un vrai secours, mais travaillez alors en partenariat avec un médecin qui saura vous guider, pour éviter de favoriser des désordres énergétiques !)
- Dans la demi-heure qui suit un bain très chaud, un repas plantureux ou un effort physique violent
- Si vous êtes dans un état émotionnel agité (colère, hystérie...)
- Si vous êtes enceinte et plus particulièrement après le 3e mois. (Votre médecin vous conseillera sans doute de ne pratiquer que les Do-In des mains, de la tête et des pieds tant que votre état vous le permet)

Évitez absolument le dernier Do-In, celui du ventre !

Oui, la grossesse est de fait le plus puissant des Do-In, elle est même l'aboutissement ultime du grand Do-In qu'est la vie !)

Cher lecteur, ces remarques de bon sens ne doivent pas inhiber votre soif de découverte et vous saurez très vite jusqu'où ne pas aller trop loin, car votre ressenti et votre intuition seront vos meilleurs alliés pour une pratique sûre et efficace !

À VOUS DE JOUER

Je vous félicite pour votre patience mais vous devez maintenant continuer votre découverte concrète.

Reprenez maintenant votre position de départ, que vous choisissiez le Seisa, la position assise (sur une chaise pas trop souple) ou encore la position du lotus (que vous connaissez si vous avez pratiqué le Yoga) ou sa forme plus simple, le tailleur, dont on trouve un écho ancien dans la statue du Scribe.

Laissez reposer vos épaules, détendez votre ventre et votre dos au rythme d'une respiration ventrale pendant 1 à 2 minutes.

Découvrez votre aptitude naturelle à vous masser !

Vous allez tout d'abord apprendre à charger efficacement vos mains.

- Placez vos mains à quelques centimètres face au bas de ventre (en face du Hara) et frottez vigoureusement vos mains, paume contre paume, pendant quelques instants. Il est possible que cette pratique provoque des picotements qui indique que votre circulation sanguine s'est trouvé stimulée, mais surtout que l'énergie circule dans vos mains.
- La prochaine fois que vous effectuerez le début d'un Do-In, effectuez le même mouvement, les mains en face de votre plexus solaire, à droite de votre cœur, en face du creux qui vient juste après votre sternum.

- Enfin la 3ᵉ fois que vous débuterez un Do-In, chargez vos 2 mains au-dessus de votre tête, dans l'axe que vous avez découvert au 1ᵉʳ chapitre.

Vous noterez peut-être des différences quant à la qualité de l'énergie avec laquelle vous chargez ainsi vos mains.

Un indice : si vous pratiquez un Do-In le soir, évitez de charger vos mains en face de votre haras, vous éviterez ainsi de connaître une insomnie induite pas la polarisation Yang de vos mains.

Le matin, il est tout à fait possible de charger tour à tour vos mains en face de ces 3 points.

Mais alors, n'enchaînez pas directement les 3 charges : commencez par le haras, laissez reposer vos mains 30 secondes, puis continuez par le plexus, à nouveau laissez reposer vos mains 30 secondes et finissez par les charger au-dessus du sommet de votre crâne.

Nous repréciserons ultérieurement les tenants et aboutissants pratiques de ces types de charges.

Vous pouvez d'ores et déjà remarquer que les guérisseurs et autres "tire-feux" n'agissent pas autrement pour stimuler leur magnétisme et opérer des guérisons souvent spectaculaires.

Les bonnes formes de massages : "comment mettre les pouces ?"

Vous allez maintenant pratiquer un massage à distance sur vos bras et avant bras.

Tendez votre bras gauche devant vous un peu comme un danseur le ferait, la main souple et le coude aussi.

Vous allez faire passer votre main droite en remontant le long de l'extérieur de votre bras gauche, en commençant au-dessus de votre main gauche.

Arrivé à l'épaule, vous continuez le mouvement toujours à la même distance, à l'intérieur de votre épaule pour redescendre par l'intérieur de votre bras, jusqu'à votre main.

Puis recommencez le circuit de la même façon jusqu'à 3 circuits complets.

Vous effectuez ensuite le même exercice, le bras droit ouvert comme le ferait un danseur à l'aide de main gauche.

Vous effectuez cette passe 3 fois aussi.

Vous avez commencé à harmoniser l'énergie de vos mains et de vos bras.

Ne vous y trompez pas, ils seront vos outils fidèles pour effectuer toute la suite des Do-In que vous saurez réunir d'ici quelques temps, 4 semaines tout au plus je vous l'ai promis !

Maintenant, vous allez découvrir les types de pression qui vous seront utiles à connaître lorsque vous massez un point plus ou moins douloureux.

À la jonction du pouce et de l'index se trouve un point sur le méridien en provenance du Gros Intestin (GI).

Il est assez facile à trouver : il se trouve juste sous et dans la prolongation de l'articulation de votre index. Si vous posez votre pouce sur la peau qui relie l'index au pouce, ce point se situe exactement sur le bord supérieur de l'ongle. Il est généralement suffisamment sensible pour que vous ne le manquiez pas.

Comme sur l'image ci-dessous, vous utiliserez la pulpe du pouce pour masser le point.

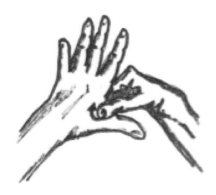

- Commencez par effectuer une pression plus ou moins forte pour découvrir où se situe le seuil de la douleur pour ce point précis.
- Puis vous massez le point dans le sens contraire des aiguilles d'une montre, de la droite vers la gauche, vous dispersez ainsi l'énergie stagnante et vous "**calmez**" le point.

Quand la sensation de douleur a quasiment disparu, vous pouvez appuyer un peu plus profondément, jusqu'à retrouver le seuil douloureux et vous effectuez à nouveau le léger mouvement tournant indiqué.

- Si un point est particulièrement douloureux, ne le massez pas ! **Vous aurez le bénéfice recherché en massant le point homologue ou symétrique**. Par exemple, si le point du Gros Intestin est trop sensible sur la main gauche, n'insistez pas sur cette main et passez à la main droite en massant comme indiqué précédemment.
- Quand vous avez calmé ou "ouvert" un point, il vous faut le "**refermer**". Il suffit de le masser quelques instants – jamais plus d'une minute et demie, jamais moins de 20 secondes – **dans le sens des aiguilles d'une montre**. En quelque sorte, vous rétablissez le circuit et vous tonifiez l'organe, ou spécifiquement ici, les viscères que vous vouliez revivifier.
- **Quel que soit le point, commencez toujours par l'ouvrir, le libérer, puis vous le fermerez**. Souvenez-vous, il est dommageable de laisser un robinet couler, de la même manière, ne purgez pas un circuit sans le refermer derrière. Et même si vous savez qu'un organe ou une fonction est particulièrement faible au moment où vous voulez le vitaliser ou le stimuler, n'oubliez jamais de commencer par le détoxiner ou l'ouvrir !

Ne vous inquiétez pas, je vous guiderai à chaque étape !

Mais si dans le Do-In des mains, des poignets et des bras que vous allez pratiquer dès le début du chapitre prochain, un ou plusieurs points sont douloureux, agissez comme indiqué !

Et aucun problème de fatigue ou d'énervement ne viendra perturber votre découverte.

Le témoignage d'Aurélien

Je finirai ce chapitre par le témoignage d'Aurélien qui était directeur de la communication d'un grand groupe pétrolier international, lorsqu'il a découvert le Do-In !

Depuis l'âge de 4 ans, Aurélien souffrait d'eczéma chronique.

C'est un problème de peau allergique qui provoque des vésicules urticantes un peu partout sur le corps et plus particulièrement dans les plis des articulations, et d'une manière générale, dans les régions où la peau est la plus fine.

Le soleil lui était interdit depuis toujours et si les antihistaminiques en pommade et la cortisone lui offraient des périodes de rémissions ponctuelles, il avait fini par accepter cette état de fait.

Dans son métier, l'image était particulièrement importante et il devait chaque jour faire beaucoup d'effort jusqu'au jour où l'eczéma attaqua les paupières.

Son dermatologue lui conseilla d'essayer le Do-In.

Ce qu'il fit avec profit.

Le massage sous la forme que vous allez découvrir lui était en partie interdit, car les frottements et massages directs et trop appuyés auraient aggravé mécaniquement les réactions allergiques, vous comprendrez aisément pourquoi.

Mais l'instructeur l'aida à pratiquer un Do-In léger en insistant sur les passes, c'est-à-dire en travaillant à distance, mais aussi en déchargeant ponctuellement, puis en stimulant certains points. En stimulant le fonctionnement du foie (une élimination plus efficace), puis en renforçant directement le fonctionnement du poumon qui est directement lié à la peau, il a vu ses crises décroître en quelques semaines. Il a aussi appris à réguler son alimentation et il a fini par voir ses symptômes totalement disparaître au bout d'une année.

Aux dernières nouvelles, il a changé de profession !

Il rachète et réhabilite des douars au Maroc, et il les revend suffisamment bien pour vivre très confortablement entre la France et le Maroc.

Je sais qu'il continue de pratiquer le Do-In quotidiennement !

Alors cher lecteur, ne tardez pas, continuez à découvrir votre méthode pratique en poursuivant la lecture de votre ouvrage et surtout en pratiquant à votre rythme la 1re partie du Do-In dans le chapitre suivant !

4

LE POUVOIR GUÉRISSEUR DE VOS MAINS

Cher lecteur, vous avez découvert les techniques fondamentales pour utiliser à bon escient le pouvoir de vos mains.

- Comment les charger !
- Comment masser spécifiquement un point douloureux.

À ce propos, lorsque vous pratiquerez l'un des Do-In ou le Do-In complet, il peut être utile, voire nécessaire, de recharger vos mains en cours de massage. Pourquoi ?

Vos mains ont le pouvoir d'ouvrir, libérer ou détoxiner un point, puis de renforcer et stimuler un point ou une partie de votre corps.

Comme vous l'avez maintenant compris, vos mains agissent comme des émetteurs, mais aussi comme des antennes.

C'est particulièrement facile à percevoir dans les situations où vous êtes atteint d'un rhume ou de n'importe quelle autre "maladie" bénigne.

Que se passe-t-il ?

Votre coordination motrice est perturbée et vos gestes sont moins justes. Il est même possible que dans un environnement parfaitement connu, vous vous cogniez alors que vous vouliez saisir un objet !

Les musiciens confirmés jouent faux et ont la plus grande difficulté à corriger leurs erreurs même s'ils les entendent !

N'importe quelle atteinte physique perturbe l'équilibre énergétique de votre corps, ce qui est plus sensible encore au niveau de vos mains, de vos pieds et enfin de votre tête.

Pour ce qui concerne votre chemin-découverte, lorsque que vous effectuez un massage sur vous ou sur une autre personne, non seulement vos mains ont tendance à se décharger en stimulant tel ou telle partie du corps, mais elles ont aussi tendance à se charger en énergie "déphasée".

Maître Wang, une spécialiste du Do-In et de bien d'autres techniques, appelle cette énergie "l'énergie pervex !".

Vous saurez très vite ce qu'elle veut dire et vous apprendrez, en situation, à vous décharger simplement les mains en les secouant vigoureusement vers l'extérieur – jamais vers vous-même ni vers autrui – puis vous les rechargerez alors en face d'un des 3 centres d'énergie.

LA PUISSANCE DES MAINS

Vous allez débuter aujourd'hui le Do-In le plus essentiel, le Do-In des mains.

Oui, vos mains seront votre outil privilégié pour sentir et masser toutes les parties de votre corps. Ne serait ce que pour cela, elles nécessitent une attention particulière.

Ne vous précipitez pas et prenez le temps de soigner la découverte de ces merveilles qui vous distinguent de nos amis les animaux, au moins autant sinon plus que le langage articulé !

Initiation au Do-In des mains

Pour initier chacun des Do-In, nous procéderons toujours de la même manière :

- D'abord, vous expérimenterez en suivant les explications et les images de guidage.
- Puis, quand cela sera nécessaire, je vous soumettrai quelques dessins ou schémas vous permettant de visualiser tel ou tel circuit d'énergie.
- Un détail important : **chaque méridien a un trajet sensiblement singulier** pour chaque individu, en fonction de son sexe, de son âge et de son morphotype.

Les schémas et photos que je vous soumettrai, seront à adapter en fonction de votre ressenti.

C'est la raison pour laquelle, je ne vous propose pas d'emblée des schémas de méridiens, car ils risqueraient de vous induire en erreur !

- Le Do-In des mains ne prend pas en compte uniquement ces trajets ou méridiens **car il exige un massage complet de toutes les partie du corps,** celles-ci étant toute détentrice d'une intelligence énergétique, qu'il est utile de réveiller et de stimuler.
- **En conséquence, votre unité de mesure pour vous repérer ne sera pas le centimètre mais le pouce, le doigt dans sa largeur et enfin la paume de la main. Quelques images vous guideront en temps utile pour vous éviter toute erreur.**
- Ne vous étonnez pas de tâtonner au 1er contact. C'est un peu comme un rendez-vous amoureux : il y a souvent un peu de maladresse, ce qui ne signifie pas qu'il n'y aura pas une efficacité optimum... ce que vous constaterez très facilement !

Une dernière précision : vos mains ont un dessus et un dessous, une face externe et une face interne !

- Sur la face externe circule en montant, à partir du bout de vos doigts, l'énergie Yang ou positive qui a pour conséquence de concentrer la matière et de la rendre active.
- Sur la face interne circule l'énergie Yin ou négative (sans connotation péjorative aucune !) qui a pour conséquence d'épanouir et de nourrir la matière et de la rendre calme et passive.

Comme vous l'avez compris, l'énergie Yin se transforme en énergie Yang, et l'énergie Yang se transforme en énergie Yin dans certains organes, mais aussi aux extrémités du corps.

C'est une réalité que manifestent vos mains et aujourd'hui, votre massage va vous permettre de prendre contact concrètement avec cette réalité.

VOTRE CENTRE D'ÉVEIL : LE 1ER ENCHAÎNEMENT

Un point essentiel, vous avez découvert que vous pouviez charger vos mains mais en quel sens, quelle énergie ?

L'énergie Yang est d'essence spirituelle mais elle a le pouvoir physique et matériel le plus puissant dans le corps. Elle concentre, contracte et dynamise.

Par opposé, l'énergie Yin est d'essence matérielle – elle nous vient de la terre – mais elle a le pouvoir spirituel le plus puissant. Elle disperse, calme, nourrit et élève !

Je vous rappelle que vous pouvez donc vous charger en énergie très active – Yang – en vous frottant vigoureusement les mains en face du hara, dans le bas de votre ventre, à **4 doigts (la largeur de votre paume)** au-dessous du nombril.

Si par contre, vous voulez effectuer un massage apaisant et relaxant pour vous préparer à une bonne nuit de sommeil réparateur physiquement et psychiquement, vous aurez intérêt à charger vos mains à la verticale du sommet de votre crâne.

Si enfin vous voulez effectuer un massage qui mêlent les vertus des 2 énergies Yin et Yang, chargez vos mains au niveau de votre cœur ou de votre plexus solaire, ce qui revient au même.

Pour le temps de la découverte, veuillez charger vos mains au niveau du hara.

Vous aurez ainsi des sensations plus nettes et vous sentirez plus facilement l'énergie circuler dans votre corps.

Une précision encore : si vous portez des bijoux particulièrement en métal, veuillez les ôter avant de commencer votre massage. Les métaux concentrent l'énergie et vous désirez aujourd'hui en favoriser la circulation !

- Préparez-vous maintenant en vous installant dans l'une des 3 positions : Seisa, Scribe ou Naturelle.
- Prenez quelques instants pour vous installer dans le temps présent en utilisant la respiration ventrale/dorsale.
- Posez vos mains dans votre giron, en veillant à ce que votre main gauche repose dans votre main droite.
- Pendant quelques instants, faites le vide en vous. Ce qui ne signifie pas qu'aucune pensée ne vous traverse l'esprit, mais simplement que vous ne vous y attachez pas.
- Puis chargez vos mains en face de votre hara.

Le Do-In des mains

Vous commencerez par masser votre main gauche (Yin) à l'aide votre main droite (Yang). Puis vous effectuerez les massages symétriques de votre main droite avec votre main gauche.

- Les épaules à l'horizontale – qui ne remontent pas vers les oreilles – saisissez votre pouce gauche avec la pulpe de votre pouce droit et le crochet formé par votre index droit.

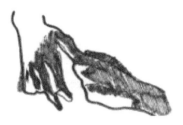

- Pressez assez fortement votre pousse de part et d'autre de l'ongle.

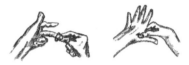

- Puis remontez en vrille douce mais ferme le long de votre pouce et massant particulièrement les articulations sans provoquer de douleur volontairement.
- Quand vous avez effectué ce massage 3 fois sans omettre le massage de l'articulation qui relie votre pouce au reste de votre main, tirez-le avec vos doigts et la paume de la main qui masse en la faisant glisser vers l'extérieur 3 fois. Vous chassez ainsi l'énergie stagnante.

N'oubliez pas de secouer votre main droite pour éviter qu'elle retienne l'énergie dégagée de votre pouce.

Il est possible que vos articulations craquent un peu, ce qui signifie simplement que l'énergie stagnante résiduelle se dégage.

- Ensuite, effectuez le même massage pour chacun de vos doigts : d'abord l'index puis le majeur, l'annulaire et enfin l'auriculaire.

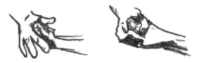

- Pour finir, afin de permettre à l'énergie de circuler librement entre vos doigts et la paume de votre main, vous allez assouplir chacune des grosses articulations d'attache.
- Procédez ainsi : saisissez ensuite chaque doigt tour à tour à pleine main et tirez ensuite vers le bas, puis vers le haut en faisant attention de ne pas chercher un angle équivalent. (L'articulation est conçue pour permettre le pliage des doigts dans un sens et non dans l'autre !)
- **N'oubliez pas d'effectuer le même massage sur votre autre main.**

Il est possible que vous sentiez de fourmillement ou même un peu de tétanie dans la main qui a effectué le massage. Secouez vigoureusement vers l'extérieur et vers le bas. **Ce symptôme disparaîtra au bout d'une semaine de pratique quotidienne.** Il manifeste une surcharge d'énergie stagnante, ni plus ni moins.

Si vous avez eu une nuit trop courte ou les lendemains de fête, il est possible que vous soyez confronté au phénomène de temps à autre. Pratiquez alors plus lentement sans oublier d'éliminer l'énergie en secouant vos mains.

- Ensuite, croisez les doigts devant vous puis retournez les paumes vers l'extérieur en direction de votre hara en expirant doucement. Vous ouvrez vos paumes et détendez vos doigts et vos articulations mais aussi vous irriguez et détendez ainsi votre cerveau.

- Puis levez vos bras devant vous de part et d'autre de votre visage et effectuez 3 respirations tranquilles mais profondes. Avec un peu de pratique, vous percevrez nettement l'énergie – que les chinois appellent Qi – qui descend de vos mains dans vos bras par la face externe.

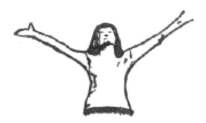

- Redescendez enfin vos mains à quelques doigts de vos hara, en les joignant paume contre paume, vos doigts embrassant la tranche de votre autre main (comme le cycliste qui s'auto-congratule à la différence prêt que vous laissez vos mains agir face à votre hara).
- Il est utile de faire cet enchaînement énergétisant et calmant **3 fois de suite**.

Maître Wang appelle cet enchaînement : "**nourrir l'énergie du corps**".

- Dans la suite de l'enchaînement, vous garderez vos mains orientées vers le bas. Si des tensions apparaissent dans les épaules ou les coudes, mieux vaut alors les laisser reposer sur vos jambes !
- Vous allez maintenant masser la paume de votre main avec la pulpe de votre pousse, en insistant sur les parties charnues et en massant avec plus de légèreté les parties dures comme le dessus de votre main.
- Sur la face interne, massez en partant de la partie charnue du pouce vers le pouce lui-même, puis recommencez entre le pouce et l'index jusqu'à la peau qui sépare le pouce et

l'index et tirant fermement cette peau. Vous dégagerez ainsi l'énergie entre les doigts.

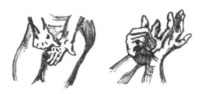

- Continuez dans l'axe de l'index, puis entre l'index et le majeur, sans oublier la peau entre les 2, puis le majeur et ainsi de suite jusqu'à l'auriculaire.
- Effectuez le même type de massage sur le dessus de la main dans le sens inverse, des doigts vers le poignet.
- **Il faudra toujours effectuer un massage descendant pour la face interne de la main (du poignet vers les doigts) et montant pour la farce externe de la main (des doigts vers le poignet) !**

Oui, toujours dans le sens de l'énergie !

- Pour finir votre massage de la main gauche, saisissez fermement vos doigts, en les pressant rythmiquement pour les décongestionner. Effectuez le même type de pression, au niveau de l'articulation puis du dessus de la main.
- Secouez vigoureusement votre main masseuse vers l'extérieur et le bas.
- **Vous pouvez entamer maintenant le massage de la main droite avec la main gauche.**

Dans un premier temps n'hésitez pas à relire ce guide pendant que vous effectuez le massage de votre main.

Très vite, vous apporterez votre style à ce Do-In des mains de façon à le faire totalement vôtre.

Il est possible que vous préfériez commencer par masser votre main droite par exemple.

Par contre, si vous souffrez de douleur légère mais prégnante dans l'une de vos mains, ayez la sagesse de commencer votre massage par la main qui ne souffre pas.

Celle qui "souffre" étant alors la 1re masseuse, elle bénéficiera d'autant mieux du massage en second qu'elle aura été active en 1er.

Oui le Do-In est un type de massage qui utilise ce que les kinésithérapeutes contemporains ont découvert à leur tour : la tension active favorise une relaxation profonde d'une manière réflexe.

Enfin quand vous commencez ce Do-In, il est naturel que vos mains soient plus sensibles et donc des douleurs inconnues peuvent apparaître.

Vous pourrez alors "traiter" ces points plus ou moins sensible avec la pulpe de votre pouce de la manière suivante :

- Commencez par dégager l'énergie stagnante pendant 20 à 30 secondes, en massant le point dans le sens contraire des aiguilles d'une montre.
- Puis après avoir effectué 2 ou 3 frottements vers l'extérieur, massez dans le sens des aiguilles d'une montre en gagnant peu à peu sur la douleur, en pressant peu à peu un peu plus fort.
- Ne massez pas plus d'une minute à une minute et demie. 20 à 30 secondes peuvent souvent suffire.

Le Do-In des poignets

Pour parfaire le Do-In des mains, il vous faut maintenant découvrir le Do-In des poignets.

Ils sont liés au fonctionnement du cœur et du foie. Votre massage va peu à peu leur redonner souplesse et agilité, tandis que les fonctions cœur de foie seront stimulées.

Nous reviendrons sur ces questions de localisations et de stimulations des fonctions vitales, après le témoignage de ce chapitre.

Mais n'oubliez pas : pratiquez d'abord et votre compréhension et votre mémorisation se fixeront sans effort inutile !

- Chauffez votre poignet en le frottant quelques instants.

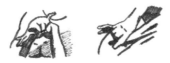

- Fléchissez votre poignet dans un sens, puis dans l'autre en prenant garde à respecter la laxité actuelle de celui-ci. Dans 1 à 2 semaines, vous gagnerez en souplesse d'une manière étonnante si vous pratiquez quotidiennement !
- Avec votre pouce, prenez le temps de masser les bosses et creux de l'articulation du poignet.
- Laissez-vous guider par l'intuition tactile de vos mains pour insister sur les parties de votre poignet, qui attire votre attention, par de petites douleurs ou de simples résistances.

Par exemple, sur la face interne de votre poignet, vous améliorerez **le fonctionnement de votre cœur et de vos yeux**.

- Vous pouvez finir par effectuer quelques rotations du poignet dans un sens puis dans l'autre.
- Vous n'oublierez pas de masser de la même manière votre poignet droit si vous avez commencé par masser votre poignet gauche.

Le Do-In des bras

Pour terminer votre 1er enchaînement, il est utile de lui adjoindre le Do-In des bras.

Les bras sont les véritables courroies de transmissions de notre activité.

Et comme tels, ils sont souvent trop contractés ce qui peut induire des tensions et même sur un plan psychique de l'anxiété.

Vous allez découvrir comment les assouplir, les pétrir et les détendre.

Vous allez commencer par utiliser une technique que je vous ai exposée au chapitre précédent :

Les passes :

- Survolez, à 2 ou 3 doigts de distance, l'extérieur de votre bras avec la paume de votre main, en partant des dernières phalanges de votre main pour arriver à votre épaule.
- Effectuez un mouvement en spirale au-dessus de la tête avant de votre épaule, puis redescendez par l'intérieur du bras jusqu'au bout des doigts dans le prolongement de la paume.
- Faites ce circuit 3 fois.
- N'oubliez pas d'enchaîner avec votre autre bras, le gauche ou le droit, selon celui que vous venez d'équilibrer énergétiquement !

Une autre technique maintenant :

Le frottement :

- Vous effectuerez le même trajet que ceux que vous avez tracé avec vos passes, toujours 3 fois.

Vous pouvez être en contact avec votre peau si vous le souhaitez, mais vous obtiendrez un résultat aussi probant à travers un t-shirt long.

Évitez toutefois de pratiquer ce massage par frottement à travers un vêtement trop épais ! Un tissu de coton vous permettra de réveiller très efficacement vos méridiens en douceur.

Vous allez découvrir maintenant le massage proprement dit.

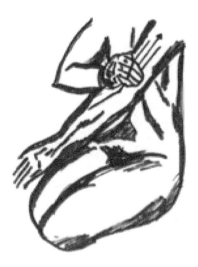

La paume et vos doigts (voir image ci-dessus) vont vous permettre de masser dans le sens de l'énergie, en montant de vos doigts vers votre épaule le long des méridiens Yang :

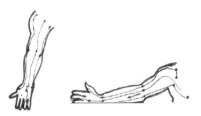

- L'Intestin Grêle (IG) qui monte de votre auriculaire pour suivre une ligne qui passe par le bord externe du poignet, puis le bord externe de l'os du coude, pour aboutir à la tête externe de l'attache du bras à l'épaule
- Le Triple Réchauffeur (TR) qui démarre en bas à gauche de l'ongle de votre auriculaire, qui passe ensuite au centre de votre poignet externe qui continue ensuite au milieu de

l'avant bras pour passer au centre de la pointe de votre coude, puis au milieu en haut de votre triceps pour continuer par le milieu externe de votre épaule

- Le méridien du Gros Intestin (GI) qui démarre au bord externe droit (sur la main gauche et donc l'inverse sur la main droite) pour finir par passer dans le creux externe de la clavicule.

N'hésitez pas à vous attarder sur les zones douloureuses en les massant et les pétrissant plus profondément, selon la technique que vous connaissez maintenant :

- dans le sens inverse des aiguilles d'une montre pour détoxiner le point ou la zone ;
- dans le sens des aiguilles d'une montre pour le charger et le stimuler.

Ensuite, vous effectuez le même travail sur les méridiens Yin descendant à l'intérieur du bras :

- Le Poumon (P) qui passe par le bord interne de la clavicule pour continuer par le milieu de l'intérieur du coude, le poignet du côté pour finir à la racine extérieure de l'ongle du pouce.
- Le Maître Cœur (MC) qui passe à l'attache interne du biceps pour descendre à l'intérieur du coude puis au milieu du poignet à la racine de l'ongle interne de l'index.
- Le méridien Cœur (C) qui passe par l'aisselle et tout le long de l'intérieur du bras jusqu'au bout charnu de l'Auriculaire.

Vous masserez ensuite, dans le sens de l'énergie, les articulations, les muscles (à pleine main), mais aussi les parties osseuses en insistant sur le coude, le deltoïde, les biceps.

Une autre technique de massage : les frappes

Si vous avez de la difficulté à percevoir les méridiens Yin et Yang dans un premier temps, cette technique vous aidera à stimuler efficacement les circuits que vous percevrez très aisément en 3 à 4 jours de pratique.

Qu'est-ce qu'une frappe ?

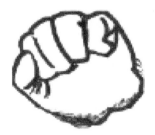

Fermez votre point sans le crisper sur votre paume.

Gardez votre poignet souple et utilisez le poids de vos doigts fermés en poing pour tapoter l'extérieur de votre bras, en partant du dessus de la main pour remonter jusqu'à l'épaule.

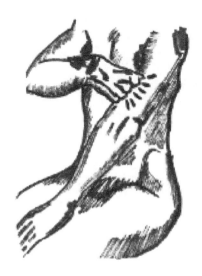

Continuez votre circuit en descendant à l'intérieur du bras jusqu'au bout interne de la main.

Comme vous commencez à le comprendre, il vous faut faire ce circuit 3 fois.

Un autre type de frappe peut aussi être utilisé pour réveiller vos membres supérieurs, mais aussi votre tête et vos jambes : **la paume et les doigts de vos mains**.

Vous procéderez alors comme avec le point fermé en veillant à suivre le trajet de l'énergie, en montant le long de l'extérieur de vos bras et en descendant à l'intérieur.

Ce type de massage sera tout aussi efficace et pourra même être plus agréable si vous avez la peau particulièrement sensible.

Vous éviterez alors de provoquer des bleus si vous marquez facilement !

Terminez toujours par une petite relaxation !

Vous venez de pratiquer un 1er enchaînement Do-In qui allie le Do-In des mains avec celui des poignets et celui des bras.

Que vous ayez effectué un Do-In complet ou un enchaînement de Do-In comme celui-ci, prenez toujours le temps d'une courte relaxation pour clore votre Do-In.

Vous favoriserez ainsi l'harmonisation des méridiens sans provoquer de nervosité et de dispersion énergétique.

Procédez ainsi : **reprenez votre position initiale favorite, puis faites quelques passes et frottements sur les parties du corps que vous avez travaillées.**

Posez ensuite vos mains l'une dans l'autre en face de votre hara et effectuez une dizaine de respirations profondes et paisibles.

Naturellement, alors que vous vous levez pour continuer vos activités, une sensibilité particulière de votre corps restera prégnante quelques minutes.

Il est utile dans la phase de découverte actuelle d'en prendre conscience et de noter mentalement ou par écrit les impressions positives mais aussi les points ou les zones corporelles douloureuses.

Ce ressenti vous sera très utile pour la conduite de votre cheminement dans l'art des Do-In !

Je vais maintenant vous donner la description des méridiens que vous avez tonifiés par votre pratique des **3 Do-In du 1ᵉʳ enchaînement**, agrémentée de schémas ou images qui vont vous permettre de mémoriser le massage énergétique que vous avez effectué.

RETOUR SUR LE DO-IN DES MAINS

Commençons par les doigts, voulez-vous !

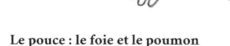

Le pouce : le foie et le poumon

Dans la face interne de la main vous pouvez observer le passage du méridien Poumon (Yin donc descendant).

En massant le pouce, vous avez donc stimulé **le fonctionnement harmonieux de vos poumons, mais aussi de votre nez et de votre peau**.

Ce méridien entretient un rapport de contrôle avec le méridien Yang du foie. Si vous avez des problèmes récurrents au poumon (bronchite chronique), il sera utile de traiter le foie qui, en retour, facilitera la guérison profonde de vos poumons !

Oui, souvenez-vous que les méridiens Yin se transforment en méridien Yang selon le principe de complémentarité.

Si vous avez des difficultés respiratoires comme l'asthme ou des dyspnées nocturnes, pressez fortement les points de part et d'autre de l'ongle de votre pouce. N'oubliez pas d'effectuer ce simple massage par pression sur vos 2 pouces.

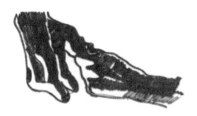

L'index, l'assimilation et le tube digestif

L'index est parcouru sur la face externe par le méridien du Gros Intestin (Yang et il monte le long de l'extérieur du bras). **Il est responsable de la fonction d'assimilation.**

Vous noterez avec intérêt que **le bout de l'index est en relation avec la bouche** !

Les problèmes dentaires peuvent être efficacement soulagés en appuyant fortement sur le point se situant à la racine extérieure de l'ongle (vers le pouce).

En descendant l'index, vous trouverez l'ensemble du tube digestif, la dernière phalange et la peau entre l'index et le pouce correspondent au gros intestin lui-même.

Si vous connaissez des difficultés de transit, n'hésitez pas à masser plus profondément cette partie.

Si le transit est trop rapide, vous pouvez muscler cette partie de la main en contractant rythmiquement votre poing, lorsque que vous effectuez le Do-In des mains, votre intestin travaillera mieux et vous serez soulagé rapidement.

Le majeur, le cœur et la sexualité

Le majeur reçoit la projection du méridien appelé Maître Cœur (MC).

Il est responsable de la **circulation sanguine**.

Il permet aussi selon le principe de complémentarité de stimuler **votre vitalité sexuelle** !

Lorsque vous avez froid aux pieds ou des lourdeurs dans les jambes, n'hésitez pas à masser votre index dans sa partie supérieure, en partant de la base pour terminer votre mouvement sur la pulpe de votre 1re phalange.

Puis pincez fermement votre ongle et la dernière phalange entre le pouce et le crochet de l'index de votre autre main.

L'annulaire, le système nerveux et l'état général

Outre qu'il est considéré comme le doigt indiquant les qualités artistes d'une personne, il renseigne sur l'état du système nerveux et l'état de santé général.

Il est parcouru sur sa face externe par le Triple Réchauffeur qui régule toutes les fonctions d'échanges avec l'environnement mais aussi entre les fonctions santé entre elles.

Il intervient sur les ganglions lymphatiques et sur la nervosité.

Si vous êtes timide ou si vous connaissez des états de phobie, massez plus particulièrement l'annulaire.

L'auriculaire, la sexualité, le cœur

et l'intestin grêle

L'auriculaire est parcouru sur sa face externe par le méridien de l'Intestin Grêle (IG) (Yang) et sur sa face interne par le méridien du Cœur (C) (Yin) comme tel il informe une sexualité active et équilibrée qui sont entre autre liée à ses 2 méridiens.

Si vous pressez le bout du doigt entre votre pouce et votre index, vous stimulez l'action du cœur et de l'intestin, et vous pouvez par exemple débloquer une constipation.

Si vous voulez soulager le cœur, appuyez fortement la base interne de votre petit ongle.

Vous pourrez réduire rapidement des palpitations ou une fréquence cardiaque trop rapide !

Jeu de paume

Passons à la paume de votre main qui est un véritable central de contrôle car elle est reliée à tous les organes.

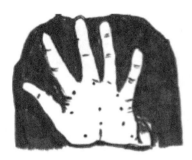

- Au centre de la main, vous trouvez le point de l'énergie sur le Maître Cœur, il vous apporte **vitalité et courage** ; le paysan le connaît bien lorsqu'il le stimule avec le manche de la bêche, mais aussi le montagnard avec son bâton de course !
- À l'aplomb du majeur, vous trouverez aisément le point qui stimule le poumon : **très efficace en cas d'oppression respiratoire...**
- Sous l'index, vous trouverez un point qui permet de stimuler la fonction du foie et de la vésicule biliaire.

À la suite de fatigue ou d'une fête trop arrosée, il est utile de le stimuler sans oublier de le détoxiner, en ouvrant le point par une rotation effectuée dans le sens inverse des aiguilles d'une montre.

Vous pourrez ensuite le recharger en le stimulant dans le sens des aiguilles d'une montre.

- Si vous connaissez des reflux gastriques ou des vomissements, utilisez vos 3 doigts (index, majeur et annulaire) pour masser la partie charnue au-dessous du pouce. Vers votre pouce, vous trouverez un point pour stimuler les poumons, et vers la racine de votre main, un point en relation avec le Triple réchauffeur stimulant la circulation sanguine.
- Les problèmes de vessie et (de prostate pour les hommes) seront soulagés par le massage du point avant le centre de votre poignet, à la racine de la ligne de vie.
- Vous soulagerez votre activité cardiaque en stimulant le point vers l'extérieur de votre poignet, mais aussi le point sur la ligne de tête entre votre annulaire et votre auriculaire.
- Votre rate qui régule les acides gastriques, mais aussi une bonne partie des liquides baignant les muscles et tout votre corps, sera soutenue dans sa fonction, si vous vous attardez sur le point dans le prolongement du petit doigt. Il est excellent pour renforcer votre vitalité et votre allant en relation avec le rein.

Vous comprenez maintenant l'intérêt de bien masser chacune des parties de votre main. En fait comme le Do-In des pieds ou des oreilles, les Do-In de la main est un Do-In complet en lui-même.

Je vous soumets maintenant quelques illustrations pour vous guider et approfondir les techniques de massage des mains dont vous pouvez avoir besoin.

- La technique pour travailler la peau entre les doigts : sur cette illustration, il s'agit d'un point de décongestionnement du Gros Intestin. **Les femmes enceintes ne doivent pas**

l'utiliser. Procédez de la même manière entre les autres doigts.

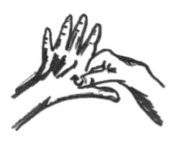

Une autre technique pour masser chaque doigt et étirer la peau entre chacun des doigts :

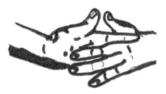

Pour clore ce chapitre très important, vous allez maintenant découvrir le témoignage émouvant d'un jeune homme très brillant qui avait failli oublier qu'il avait un corps.

LE TÉMOIGNAGE DE MARC : LE DO-IN DES MAINS ET DES POIGNETS

Marc B. est un ami de longue date qui fut un élève brillant et surdoué.

Il passa son bac scientifique à l'âge de 15 ans et entra à 21 ans dans un prestigieux laboratoire de recherche en informatique.

Son domaine de prédilection : le connexionnisme. Il s'agit de la discipline informatique qui tente de reproduire avec des circuits informatiques le fonctionnement neuronal.

Une vie très intense intellectuellement et une tendance à faire la fête tous les soirs – une vie en bâton de chaise comme disait ma grand-mère ! – lui occasionna de sérieux ennuis de santé.

Une pleurésie grave faillit l'emporter alors qu'il avait seulement 23 ans.

Puis des problèmes aux articulations ne cessèrent de le faire souffrir à la suite de cette grave maladie.

Un jour que nous étions en bamboche, je lui parlais du Do-In en lui expliquant qu'il pouvait venir voir mon vieux Maître Wang.

Pour un esprit aussi cartésien que le sien, le Do-In lui apparaissait au mieux comme une charlatanerie amusante.

Pourtant, il vint et suivit quelques séances de massage individuel avec cette merveilleuse femme hors d'âge qui naquit à Shanghai au début du siècle dernier dans le quartier français.

Le résultat fut si spectaculaire qu'il décida de se former comme vous le faites actuellement.

Le Do-In qu'il préfère est le Do-In des mains.

En effet, avant de commencer sa brillante carrière de chercheur, il avait pratiqué à haut niveau le piano !

Il put reprendre la pratique de l'instrument et forma même un trio de jazz que vous pouvez voir si vous fréquentez les festivals, en été, du côté de Montréal...

Il y vit aujourd'hui avec sa femme, une chercheuse en mathématique, et leurs 2 adorables enfants.

Une confidence encore : il continue d'aimer la fête, mais en musique aujourd'hui !

5

LE DO-IN, UNE PRATIQUE COMPLÈTE ADAPTÉE À LA VIE AUJOURD'HUI

Au cours de ce chapitre, vous allez découvrir la suite de l'enchaînement du grand Do-In, et plus spécialement, le Do-In du crâne, puis celui du visage, de la nuque et du cou.

Avant cela, nous allons faire le point ensemble sur la conduite à tenir pour que vous soyez en mesure de connaître pratiquement l'enchaînement du grand Do-In en 5 semaines.

2 chemins s'offrent à vous et pour déterminer lequel vous sera le plus profitable, vous allez répondre à quelques questions simples.

Quand vous vous initiez à une nouvelle discipline physique (sport, gymnastique, art martial, danse...) :

- avez-vous des facilités pour mémoriser les nouveaux gestes et les nouvelles attitudes à acquérir ?
- avez-vous besoin de temps pour découvrir vos nouvelles compétences pas à pas ?

Quand vous découvrez un nouveau domaine que vous ne connaissiez pas du tout :

- avez-vous tendance à vous jeter à l'eau en usant de votre intuition et de votre capacité à assimiler rapidement les nouvelles pratiques ?
- avez-vous besoin de réunir des informations et prendre votre temps pour assimiler chacune des nouvelles compétences que vous souhaitez acquérir ?

Quand vous rencontrez une difficulté dans votre nouvel apprentissage :

- avez-vous tendance à continuer d'avancer en sachant que vous comprendrez comment agir quand le temps sera venu ?
- avez-vous tendance à revenir sur vos pas et à prendre le temps d'analyser ce qui vous pose problème ?

Si vous avez répondu positivement à au moins 2 questions (a), vous aurez intérêt à continuer de pratiquer votre découverte du grand Do-In en pratiquant chacun des nouveaux Do-In à mesure que vous les découvrez, dans l'enchaînement des chapitres.

Si vous avez répondu positivement à au moins 2 questions (b), vous aurez intérêt à pratiquer le 1er enchaînement Do-In (les mains, les poignets et les bras) pendant 5 jours consécutifs.

Vous passerez ensuite pendant les 5 jours qui suivent à la suite de l'enchaînement, et ainsi de suite.

Si vous avez besoin de faire une pause d'une ou 2 journées, veuillez accepter de faire l'effort de pratiquer le Do-In des mains. Puis reprenez votre découverte active selon le rythme proposé.

Quel que soit le chemin que vous empruntez, l'un ou l'autre ou un panachage des 2, n'interrompez pas votre lecture et l'exercice du Do-In 1er, celui des mains.

En effet, c'est véritablement lui qui vous guidera pour découvrir cette méthode unique et ancestrale qui vous garantit un développement harmonieux et serein des qualités précieuses et uniques que votre corps énergétique peut manifester.

Sans plus tarder, continuez sur votre propre chemin la découverte vitale que représente pour vous le Do-In !

COMMENT ACCROÎTRE VOTRE CAPACITÉ D'ÉCOUTE DE VOUS-MÊME À L'AIDE DE VOS MAINS ?

Le Do-In vous relie au monde comme à votre réalité profonde !

Ce qui signifie autrement que chacun des Do-In va vous apprendre à vous relier aux énergies du monde, au service de l'harmonisation des énergies de votre corps profond.

Vous vous souvenez sans doute que l'énergie qui provient du ciel et du soleil est de polarité Yang.

Cette énergie entre dans votre corps pour dynamiser votre propre énergie Yang au moyen de votre respiration, de vos mains mais aussi de votre crâne.

Pour autant, comme toutes les autres parties de votre corps, le crâne, le visage, la nuque et le cou sont des merveilles qui mêlent le dynamisme du Yang et du Yin !

Vous allez très vite comprendre comment, et plutôt que de longs discours, je vous propose de découvrir un nouveau moyen de diagnostiquer simplement vos faiblesses passagères ou plus durables.

Si vous connaissez des problèmes récurrents, sachez que la pratique patiente des Do-In vous donnera, plus vite que vous ne l'imaginez, accès à des moyens efficaces pour dépasser des soucis que vous aviez pu croire définitifs !

Bien entendu, si vous devez suivre un traitement d'un ordre ou d'un autre, la pratique d'un Do-In saura vous aider à bénéficier au mieux de votre propre puissance d'harmonisation.

Apprendre à se masser efficacement le crâne

Il y a plus de 3.000 ans, des médecins traditionnels chinois découvraient que le crâne humain est parcouru par un grand nombre de canaux énergétiques et de points particuliers qui permettent de stimuler toutes nos fonctions vitales.

Les neurologues contemporains les plus pointus ont corroboré ces observations.

En fait, non seulement le Do-In du crâne va dynamiser très efficacement vos fonctions vitales, mais aussi il va vous permettre d'effectuer un auto-diagnostique fiable concernant les déséquilibres actuels et futurs que vous pouvez connaître ou être amené à connaître !

Souvent, nous sentons que quelque chose ne va pas aussi bien qu'il devrait en temps réel. Par contre, il est beaucoup plus difficile de définir quel type de déséquilibre énergétique nous menace ! Avec pour conséquence le développement de dysfonctionnements organiques ou de maladies qui seraient inévitables.

Oui, votre corps est une merveille de mécanique qui prend en compte le passé, le présent mais aussi qui sait se projeter dans le futur.

Si, intellectuellement, cette réalité vous échappe pour le moment, laissez vos doigts vous guider.

Ensuite, les explications que je vous donnerai couleront de source !

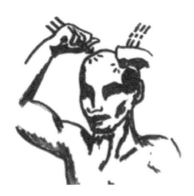

Selon la technique des frappes que vous avez découverte au cours du chapitre précédent, vous allez procéder ainsi :

- À l'aide de vos poings à demi-fermés, les poignets souples, vous allez frapper sur toute la surface de votre crâne.
- Commencez d'abord par votre front, puis remontez sur la calotte crânienne, enfin continuez vers l'arrière de votre crâne.
- Effectuez ce circuit 3 fois.

Peut-être allez-vous remarquer que certaines zones sont plus sensibles que d'autres !

C'est tout à fait naturel, la santé comme la vitalité connaît des cycles de plénitudes et des cycles de sommeil ou de régression.

Pourtant, il est utile que vous sachiez stimuler un fonctionnement optimum de votre organisme et le massage ou Do-In que vous venez d'effectuer vous sera très utile.

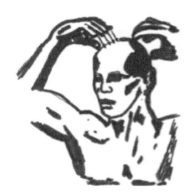

Maintenant que la sensibilité de votre crâne a été judicieusement éveillée, vous allez déterminer finement à l'aide d'une autre technique de massage quels sont votre ou vos points sensibles.

- Comme sur l'image ci-dessus, vous allez percuter votre crâne à l'aide du bout de vos doigts en ré-effectuant le même parcours tracé auparavant à l'aide de vos poings.

- Veillez à conserver les ongles pas trop longs afin de ne pas occasionner de blessures à votre cuir chevelu !
- Vous vous attarderez 1 ou 1 mn 30 sur la ou les zones plus sensibles qui vont réagir plus spécifiquement à ce nouveau massage.

Vous allez découvrir à la fin de cette 1ʳᵉ partie à quelle partie du corps ou à quel organe correspond chacune des zones de votre crâne que vous venez de masser.

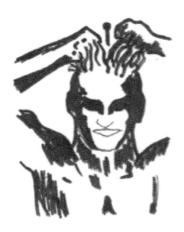

Pour finir le Do-In de votre crâne, vous allez procéder comme indiqué sur le dessin ci-dessus.

- Saisissez vos cheveux à pleine main puis tirez-les de façon aussi uniforme que possible. Vous éviterez ainsi de vous provoquer la douleur que nous avons tous connue enfant quand notre mère ou notre nourrice nous coiffait avec plus ou moins de douceur !
- Cependant, n'hésitez pas à tirer jusqu'au seuil de la douleur car il vous faut assouplir votre cuir chevelu autant que possible. L'action mécanique sur votre tégument libérera ainsi l'énergie stagnante sur telle ou telle partie de votre crâne.

- Il vous faudra sans doute un peu de pratique pour effectuer ce massage mais très vite le plaisir et la détente occasionnée vous feront apprécier ce Do-In particulier !
- Enfin, vous finirez votre massage en lissant vos cheveux à l'aide de vos doigts comme pour les coiffer. Lissez-les en profondeur, d'avant vers l'arrière.
- Enfin si vous faites partie des personnes qui préfèrent avoir le crâne nu, vous pourrez remplacer avantageusement l'étirement du tégument et le lissage des cheveux en vous palpant le crâne sans percussion.
- Procédez ainsi : massez le cuir chevelu en faisant glisser la peau du dessus de votre crâne. Il ne faut pas faire glisser sur la peau car vous provoqueriez des irritations. Donc vous poserez les doigts de vos 2 mains sur chaque partie de votre crâne et vous ferez jouer la souplesse de la peau de votre calotte crânienne.
- Terminez ensuite en lissant votre crâne d'avant en arrière avec les paumes des mains. Si vous le souhaitez, vous pouvez utiliser une huile fine (Amande douce ou Nigelle ou Camélia par exemple).

Quand vous aurez fini votre Do-In du crâne, frottez-vous les mains l'une contre l'autre pour vous charger les mains à l'aplomb de votre tête.

LES RELATIONS ENTRE CRÂNE ET CORPS

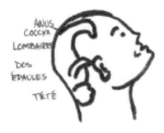

Comme d'autres parties de votre corps, particulièrement vos oreilles et vos pieds, le crâne reçoit la projection en miniature de la totalité de votre corps.

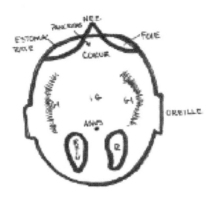

- Au-dessus des bosses sus-orbitales (qui abritent vos yeux) vous trouvez à droite la projection de votre foie, puis en vous décalant vers la gauche, votre pancréas, votre estomac et votre rate.
- Au niveau de ce que les yogis appellent le 3e œil, au centre de votre front, vous trouverez la localisation de votre cœur.
- Puis comme une couronne centrale de part et d'autre de l'axe du crâne, vous trouverez le Gros Intestin, le long de l'axe se situe l'Intestin Grêle.
- Et enfin à 3 doigts du sommet de votre crâne vous trouverez vers l'arrière la localisation de l'anus.
- En arrière de part et d'autre, vous trouverez la projection de vos 2 reins.
- En dessous, à l'arrière du crâne se situent les zones correspondant aux organes génitaux.
- Si maintenant, vous partez de votre nuque, se dessine le corps qui contient et qui structure (le squelette) : vous trouverez la zone correspondant à votre tête, puis en remontant, vos épaules, en continuant, votre dos, vos lombaires et le coccyx juste avant la localisation de l'anus.

De cette manière, le squelette projeté sur l'arrière de votre crâne apparaît comme étant vivifié et animé par l'énergie polarisée Yang et d'avant en arrière le système d'assimilation et de transformation animé par l'énergie Yin.

Le système génital, lui, est manifestement baigné par la confluence des 2 polarités Yin et Yang.

Ce Do-In vous apparaît maintenant comme particulièrement important à juste titre : il permet en très peu de temps d'équilibrer et de stimuler tout votre corps.

- Il favorise la circulation Yang (dynamisante et structurante) mais aussi Yin, apaisante et favorisant l'assimilation et la transformation des éléments nécessaires à la vie, mais aussi des énergies subtiles qui baignent littéralement l'être humain !
- Quant à l'aspect diagnostique de ce Do-In, il est maintenant évident pour vous : si une des zones décrites est plus sensible, elle requiert une attention particulière de votre part et nécessite un soin particulier de l'organe ou de la fonction vitale.

Par exemple, le trop fameux "mal au crâne" est toujours lié à une alimentation trop riche ou trop Yin (sucre, alcool, graisses...) qui a pour conséquence de dilater les tissus et les liquides provoquant, une pression à l'intérieur de la boîte crânienne.

Comme l'explique Jacques Rofidal, **"le principe de base du traitement sera la mise en pression extérieure pour lutter contre la dilatation externe"**.

Aussi, quand vous connaissez une surcharge mentale, ce qui peut provoquer des idées noires, un surmenage ou des obsessions, vous comme moi avons tendance à nous "frapper la tête" au niveau du front, le lieu qui concerne aussi l'intellectualité.

Vous pourrez en déduire que les organes d'assimilation du ventre, projeté sur cette zone, entretiennent une relation privilégiée avec l'assimilation et l'élaboration intellectuelle, **en positif comme en négatif !**

Dans la suite de votre enchaînement du grand Do-In, vous allez apprendre à exercer une attention pratique à l'aide de nouveaux massages.

Dans un premier temps, le massage précis de votre crâne vous apportera soulagement et détente profonde sans pour autant endormir votre présence ici et maintenant !

UN NOUVEAU VISAGE AU BOUT DE VOS DOIGTS

Comme vous en allez très vite en prendre la bonne habitude, prenez toujours le temps avant et pendant votre Do-In du visage de vous charger les mains en face de l'un de vos 3 centres d'énergie.

Pendant votre chemin d'initiation, effectuez cette charge en face de votre hara à une largeur de la paume de votre main sous votre nombril.

Entrons sans tarder dans le vif du sujet !

Libérer le front ! Les sourcils et les tempes !

Vous allez apprendre très simplement à nettoyer et stimuler des zones en relation avec des organes et des fonctions organiques.

Comment faire ?

Vous effectuerez ce massage dans l'ordre suivant :

- vous commencerez à masser votre front sans oublier vos tempes ;
- ensuite vous masserez vos yeux ;
- votre joue ;
- vos pommettes et vos joues ;
- votre bouche et vos dents ;

- pour finir par votre menton et votre maxillaire inférieur.

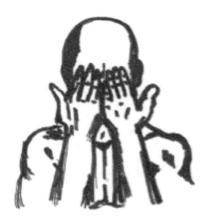

Le réveil et l'harmonisation des énergies parcourant votre front s'effectuent comme indiqué dans l'image ci-dessus :

- À l'aide de vos 3 doigts principaux (index, majeur et annulaire), vous allez masser, et non pas frotter, l'épaisseur de votre peau en la faisant glisser sous vos doigts sur l'os de la boîte crânienne. Si vous frottiez votre peau, vous risqueriez de provoquer un échauffement et une irritation de la peau de votre front.
- Si vous effectuez correctement ce massage, toute la peau de votre front doit glisser sur votre crâne en se déplaçant avec l'amplitude permise par souplesse de votre peau.
- N'oubliez pas avant de remonter sur les bosses du front de masser avec l'une de votre main la zone située entre les sourcils. **Cette petite zone permet de relaxer à distance votre nuque !**
- Quand le massage du front est effectué, massez vos sourcils en les étirant du centre vers les tempes, à 3 reprises, comme si vous les lissiez, toujours à l'aide de vos 3 doigts.

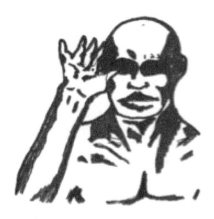

- Ensuite, vous allez masser l'intérieur de votre arcade sourcilière avec la pulpe de votre pouce droit sous l'arcade droite et votre pouce gauche sous l'arcade gauche. Cherchez les petites concrétions d'énergies provoquant des petites douleurs en partant des zones proches de la racine de votre nez pour aller vers l'extérieur.
- Effectuez ce circuit 3 fois de suite.

POURQUOI FAIRE ?

Comme vous l'avez appris, avec le Do-In du crâne, celui du front est riche de tout votre système d'assimilation et d'élimination.

Vous avez nettoyé et stimulé plus particulièrement le méridien de la vessie au-dessus de chaque œil, puis la vésicule biliaire sur les côtés du front vers le haut.

Le méridien de la vessie régule, entre autres :

- la gestion des peurs et des vieilles mémoires ;
- le circuit oreille-os-moelle.

Ce massage a pour conséquence de renforcer votre pouvoir de décision, votre rigueur et votre capacité d'écoute.

- Il favorise aussi la régulation des cystites, des inflammations de la prostate, mais aussi des douleurs de la colonne vertébrale et des maux de dos (au niveau des reins).
- Il combat efficacement les états de faiblesse et d'épuisement ou de méfiances abusives.
- Enfin, il favorise la purification des liquides du corps, du système hormonal et du système nerveux autonome.

Le méridien de la vésicule biliaire :

- Contrôle et régule les états de colère et de susceptibilité excessive.
- En synergie avec le méridien du foie, il aide à la purification de l'énergie et de tous les éléments entrant dans le corps.
- Il est aussi responsable de la régulation thermique avec le Triple Réchauffeur.
- Il permet donc d'accroître votre capacité à faire face, il accroit votre stock d'énergie, stimule le courage, et équilibre vos sentiments et vos affects.

Le méridien qui passe au milieu de votre crâne en provenance de votre sacrum dans le bas de la colonne vertébral se nomme Vaisseau Gouverneur, il est l'aspect énergétique de votre système nerveux central :

- Il est responsable de la dynamisation de vos muscles et des nerfs.
- Il est très efficace pour éviter le stress.
- Il permet de combattre les douleurs et les raideurs dans les lombaires, les genoux mais aussi l'irritation conjonctive (les yeux comme les gencives).

COMMENT MASSER ET RELAXER VOS YEUX ?

Vous savez sans doute que les yeux sont le reflet de la santé générale du corps.

L'observation des yeux permet de déterminer les équilibres comme les déséquilibres énergétiques.

Dans le sermon sur la montagne, Jésus déclare : "L'œil est la lampe du corps. Si ton œil est en bon état, tout ton corps en sera éclairé".

Mais commençons par la pratique pour finir par les explications car la mémorisation des quelques éléments de savoir seront ainsi assimilés plus facilement.

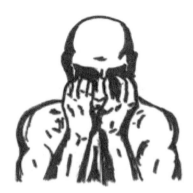

- Commencez par vous charger les mains comme indiqué précédemment.
- Reportez-vous au dessin ci-dessus pour visualiser le geste.
- Vous posez vos 3 doigts principaux sur vos paupières supérieures et appuyez rythmiquement en suivant le tempo de votre cœur. Effectuez cette série de 20 pressions consécutives, sans appuyer trop fortement pour ne pas fatiguer vos yeux !
- Un peu de pratique sera nécessaire pour bien sentir votre rythme intime, mais quelques jours sont amplement suffisants pour parfaire cet aspect du Do-In des yeux.
- Puis, effectuez le même exercice en dessous du globe oculaire sur la bordure de votre œil !

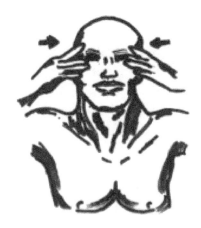

- À l'aide de votre pouce ou comme le dessin vous le propose à l'aide de vos 3 doigts, effectuez un mouvement de
- va-et-vient sur le bord externe de votre œil. Testez les 2 techniques et vous déterminerez quelle est celle qui vous convient le mieux.
- Il vous faut comprimer légèrement le bord externe de vos yeux. Maintenez la pression quelques instants !
- Vous avez stimulé ainsi le bon fonctionnement de votre foie.

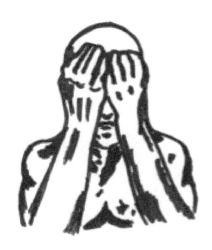

- Ensuite, rechargez vos mains assez longtemps (30 secondes au moins).
- Placez la paume de vos mains comme indiqué par le dessin ci-dessus.
- Avec la coquille formée par le creux de vos paumes de main, vous veillerez à bien fermer les 2 cavités oculaires.
- Vous rechargez ainsi vos yeux et provoquerez une relaxation profonde des muscles qui commandent la motricité de vos yeux et vous activez aussi la circulation intense et les échanges dont vos yeux sont le siège.
- Ensuite, en décollant un peu les coquilles formées par les paumes de vos mains, vous libérez le mouvement de vos yeux.
- Vous les ouvrez ou vous regardez d'abord vers le haut, puis vers la droite, puis vers le bas et ensuite vers la gauche.
- Puis effectuez le même mouvement mais d'une manière circulaire (sans pause ou station aux 4 coins de votre œil) vers la droite d'abord puis vers la gauche.
- Si vous rencontrez une difficulté dans la coordination de ce mouvement, ne vous tendez pas.

Effectuez ce mouvement 3 ou 4 fois dans un premier temps. La pratique quotidienne de ce mouvement vous deviendra facile en quelques jours.

- Ce Do-In est très efficace pour défatiguer et stimuler un bon fonctionnement du foie.

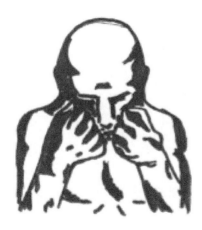

- Pour terminer ce Do-In des yeux, comme indiqué sur le dessin ci-dessus, étirez doucement chacune des paupières en les décollant légèrement de vos yeux. Vous libérez de la sorte les quelques énergies stagnantes et résiduelles dégagées pendant ce Do-In !
- Enfin, contractez fortement vos paupières 3 fois de suite.

LA VÉRITÉ DE VOTRE SANTÉ SE LIT DANS VOS YEUX !

Comme je vous l'ai indiqué en début de partie, vos yeux sont le reflet de votre état général. Ils doivent donc bénéficier d'une attention particulière !

Quels sont les indications que vous pouvez y lire ?

Si vous observez au pourtour de l'œil, au niveau des paupières et dans le blanc de l'œil, l'une de ces couleurs, en voici les significations :

- La couleur noire indique un blocage et une stagnation d'énergie. Vous ferez alors attention au risque de calcul, mais aussi vous veillerez à réduire votre consommation de sucre. Il est aussi possible que votre tempérament passionné vous entraîne à faire des excès dans les pratiques de votre sexualité.

- Souvenez-vous alors, ami lecteur que "le trop est l'ennemi du bien".
- La couleur jaune signifie une perturbation du foie ou de la vésicule biliaire. Vous veillerez à réduire la consommation des œufs et des laitages mais aussi des alcools forts et des sucres.
- La couleur verte (rien à voir avec la couleur de la prunelle de vos yeux !) est un mauvais signe pour votre état général.

Elle signifie un excès de stagnation d'énergie Yin.

Sachez alors vous sevrer radicalement d'alcool, de toutes drogues, **y compris "douces", légales ou non**, et réduisez au maximum votre consommation de sucre.

Seuls les fructoses contenus dans les fruits peuvent être consommés avec modération.

En effet, le risque réel de développer une tumeur ou un cancer est une menace à prendre très au sérieux !

- La couleur blanche laiteuse (qui n'est pas le blanc brillant d'un œil en bonne santé) signifie un excès de produit laitiers.

Votre rein peut en souffrir mais vous risquez aussi de développer des rhinites et des complications ORL en permanence.

Sachez que vous pouvez remplacer avantageusement la consommation des ces produits par la consommation de fruits sec comme les amandes et les noisettes, mais aussi par la consommation de fruit de mer comme les huîtres en respectant les saisons naturelles de productions !

Enfin, si vous aimez beaucoup le fromage, préférez les fromages de chèvres et de brebis aux fromages de vaches.

Sachez toutefois garder la mesure dans vos consommations !

- Enfin, les filets rouges dans le blanc de votre œil indiquent souvent un excès de viandes ou de boissons alcoolisées.

Réduisez votre consommation ou mieux encore, faites une pause d'une à 4 semaines. Vous pouvez très bien vous passer de viande en compensant avec des apports protéiniques d'origine végétale ou laitière !

- **Dans tous les cas, ayez la sagesse de consulter votre médecin traitant qui saura vous guider sur la voie de ces restrictions ponctuelles ou définitives !**
- Une dernière indication, si vous remarquez que vous cillez un peu rapidement des paupières plus de 6 à 7 fois par minutes : cela signifie que votre corps à tendance à perdre rapidement ses liquides.

Le travail sur ordinateur et le temps passé sur un écran crée souvent ce type de déséquilibre. N'oubliez pas alors de vous hydrater plus souvent et de réduire le temps que vous passez devant un écran. Si pour des raisons professionnelles, il vous est impossible de réduire cette fréquence, **n'hésitez pas à pratiquer 3 à 4 fois par jour le Do-In des yeux**.

Enfin, à l'aide du schéma qui suit, vous pourrez découvrir la disposition des vos organes et fonctions tels qu'ils apparaissent dans votre œil. Vous pourrez ainsi affiner vos questions et agir efficacement en conséquence.

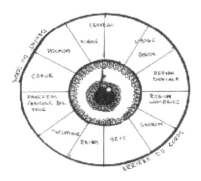

PRENDRE SOIN DE SON NEZ, GRAND OU PETIT !

Quel que soit l'aspect de votre nez, votre Do-In spécifique vous comblera de ses bienfaits !

Sans attendre, commençons !

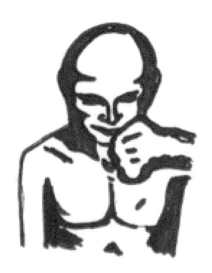

- Comme indiqué sur le dessin qui précède, avec le pouce ou l'index, massez de haut en bas et de bas en haut de chaque côté l'espace entre votre nez et vos joues.

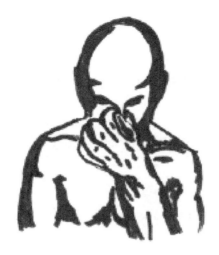

- Puis, pincez la racine de votre nez entre vos yeux pendant 30 secondes. Ensuite, effectuez le même type de pression de façon plus ponctuelle (moins longue) et de haut en bas.

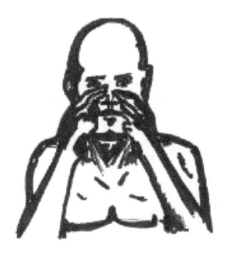

- Enfin, massez la paroi nasale avec vos index mais vous pouvez effectuer ce Do-In avec vos pouces aussi efficacement. Là encore, la pratique vous guidera et vous permettra de trouver la technique la plus efficace pour vous.

Votre nez est en relation avec le système circulatoire, le cœur, la sexualité, le système digestif et les poumons.

- Vos narines sont en relation avec vos poumons. Vos massages peuvent être utilement augmentés d'inspirations profondes pendant lesquels vous faites jouer la mobilité et l'ouverture de vos narines, pendant votre inspiration et votre expiration.
- Si vous observez un bulbe qui tire sur le rouge ou sur le violet, votre cœur et votre système circulatoire sont en souffrance. Toute forme d'exercice qui peut soutenir votre cœur est alors fortement recommandée. Vous savez que cette dilatation des vaisseaux est presque toujours liée à un excès d'énergie Yin.

Une bonne marche à pied ou quelques longueurs à la piscine seront beaucoup plus efficaces pour vous détendre et vous reposer réellement qu'une douceur sucrée ou un verre d'alcool fort !

- Si votre nez pâlit et se décolore très rapidement, vous pouvez connaître des problèmes d'anémie à cours ou moyen terme.

Si des veinules éclatent au milieu de votre nez, vos poumons sont fatigués et si vous fumez, ami lecteur, offrez-vous la chance de réduire drastiquement votre consommation ou mieux encore : **acceptez d'arrêter.**

C'est dans l'air du temps et vous ferez des heureux (à commencer par vos poumons) et qui sait, vous pourrez montrer l'exemple !

À ce propos, le plus difficile dans l'arrêt du tabac concerne le fait de trouver une activité de remplacement à effectuer régulièrement.

Le Do-In du visage ou des mains peut se pratiquer à l'occasion de n'importe quelle pause par tous les temps et dans n'importe quelle circonstance !

STIMULEZ VOS POMMETTES !

- Avec vos 3 doigts, tirez sur vos pommettes vers vos oreilles, puis massez-les en tournant dans un sens puis dans l'autre.
- Puis avec votre index, massez en effectuant des mouvements circulaires entre vos pommettes et votre nez. De bas en haut et de haut en bas.
- Avec vos pouces, vous massez maintenant sous vos pommettes, en chassant les petites douleurs.

Comme vous en avez certainement eu l'intuition, vos pommettes sont en relation avec vos poumons.

COMMENT PRENDRE SOIN DE VOS JOUES ?

- Oui, ami du Do-In, n'oubliez pas de charger vos mains !
- Vous allez tapoter vos joues avec vos doigts comme pour faire pénétrer un onguent.
- Si vous voulez parfaire ce massage, vous allez tapoter du bout des doigts vos joues (comme si vous vouliez jouer un rythme avec vos doigts) dans un mouvement circulaire de la droite vers la gauche, puis de la gauche vers la droite.

Vos joues sont en relation avec vos intestins :

- Si elles sont enflées et de couleur rouge, cela indique une inflammation de votre intestin.
- Au contraire, si elles disparaissent et sont très pâles, cela indique un intestin fatigué qui pourrait "dégénérer" si vous ne stimulez pas son fonctionnement !

Le 1ᵉʳ massage du Do-In de la bouche s'effectue comme le montre le dessin au-dessus :

- Posez l'ouverture de l'une de vos mains (entre le pouce et l'index) sur votre lèvre supérieure ou en vous centrant sur les incisives et posez votre autre main de la même manière sur votre lèvre inférieure.
- Puis effectuez un mouvement opposé de vos 2 mains, l'une pousse votre lèvre supérieure vers la droite, alors que l'autre pousse votre lèvre inférieure vers la gauche et vice et versa.
- Effectuez ce mouvement une dizaine de fois.

Vous vous rendrez compte très rapidement que ce massage est très efficace pour décongestionner vos lèvres.

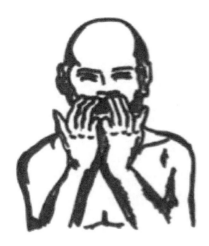

Le 2ᵉ massage du Do-In des lèvres consiste en ceci :

- Avec les 3 doigts de chacune de vos mains, massez rythmiquement votre lèvre supérieure et la gencive supérieure à travers votre lèvre.
- Effectuez le même massage sur votre lèvre inférieur et votre gencive intérieure.
- **Notez qu'au niveau de votre gencive supérieure entre les racines de vos 2 incisives se situe un point très efficace pour vous réveiller le matin.**

Pressez-le à travers la lèvre supérieure pendant 1 à 2 minutes. Vous observerez que vous vous réveillerez beaucoup plus facilement.

En cas de syncope, ce point peut également être stimulé directement sur la gencive avec un résultat très rapide.

L'AUTRE PAROLE DE VOTRE BOUCHE !

Vos lèvres sont en relation directe avec votre tube digestif :

- Des lèvres gonflées et très rouges indiquent certainement un tube digestif congestionné.
- Votre lèvre supérieure est en relation avec votre estomac.
- Les coins gauches et droits sont liés à votre duodénum. Ainsi des petits boutons aux coins de la bouche indiquent des troubles au niveau du duodénum mais aussi de la rate ou du pancréas.
- Votre lèvre inférieure est, elle, en relation avec l'intestin.
- Des lèvres pâles impliquent une anémie du tube digestif et des problèmes à assimiler.

L'intérieur de la bouche est aussi révélateur de l'état de santé de votre tube digestif.

- Une langue propre et de teinte rosâtre indique une santé optimale.
- Une langue rouge indique une congestion de l'estomac et si vous êtes une femme, elle peut indiquer alors une inflammation de l'utérus.
- Une langue sale et jaunâtre indique un problème en provenance du foie ou pancréas.
- Si elle est sale avec des reflets verdâtres, elle indique des problèmes de vésicule biliaire.

Enfin vous pourrez mémoriser que le meilleur moment pour effectuer naturellement un Do-In de la bouche se situe au moment des repas :

- Ayez conscience de votre mastication autant que possible et votre digestion se fera au mieux des capacités de votre système digestif !
- Par ailleurs, une mastication volontaire a pour conséquence de mobiliser une bonne partie des muscles de votre visage et donc une stimulation naturelle des méridiens d'énergie facilitant l'assimilation des aliments.

RENFORCEZ VOTRE MENTON POUR RENFORCER VOTRE PUISSANCE GÉNÉRALE !

Pour masser votre menton, procédez ainsi :

- Vous allez le masser entre votre pouce et le crochet de votre index pendant une petite minute.
- Puis vous allez le tapoter rythmiquement avec 3 grands doigts.
- Cette partie de votre visage est en relation avec vos reins, votre appareil urinaire et vos organes sexuels.
- Si vous connaissez des coups de fatigue inopinés, n'hésitez pas à pratiquer ce Do-In très simple sans oublier de vous charger les mains avant de l'effectuer.
- Si vous avez des problèmes de perte de liquide du corps (envie d'uriner fréquente), effectuez aussi ce Do-In.
- Enfin si votre libido connaît des baisses désagréables, vous aurez intérêt à la pratiquer plusieurs fois par jour. Mais vous connaîtrez bientôt d'autres points à masser pour la stimuler encore plus efficacement.

N'OUBLIEZ PAS LE MAXILLAIRE INFÉRIEUR !

- En massant sous vos maxillaires inférieurs, vous renforcez votre circulation lymphatique, ce qui est excellent pour détoxiner l'ensemble de votre corps et favoriser l'équilibre des liquides dans votre corps.

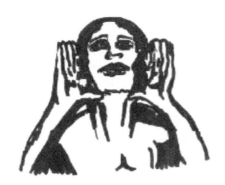

- À la fin de ce petit Do-In, mais grand par ses résultats, vous remontez avec vos pouces sous l'oreille tout au fond de la cavité : vous améliorez alors le fonctionnement de votre oreille interne responsable de votre équilibre physique et de votre capacité à vous orienter dans l'espace.
- Un autre bénéfice : vous contribuez ainsi à éliminer les mucus qui ont tendance à se déposer au fond des oreilles.

LES OREILLES : UNE AUTRE PERSONNE PHYSIQUE EN MINIATURE

Le Do-In des oreilles est un Do-In complet du corps humain à l'instar de celui des mains, du crâne et des pieds.

Vous y accorderez donc une attention particulière.

Palpez et étirez vos oreilles, elles vous le rendront bien !

Vous obtiendrez un bénéfice maximum en effectuant ce

Do-In sur vos 2 oreilles en même temps.

Il prend un peu de temps même si vos oreilles sont petites et fines !

En conséquence, si vous estimez avoir assez travaillé aujourd'hui, reprenez votre expérimentation ultérieurement.

Pour autant, vous aurez intérêt à continuer votre lecture pour commencer à vous imprégner des quelques gestes nécessaires à connaître !

Vous aurez d'autant plus de facilité à les enchaîner quand vous déciderez de passer à la pratique.

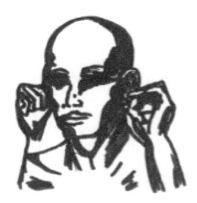

- Le 1er geste est simple : vous allez pincer les lobes de vos oreilles en les étirant vers le bas. Ce geste simple stimule **votre acuité visuelle,** mais aussi **stimule le bon fonctionnement de vos amygdales,** et **la vitalité de votre langue** (essentiel pour goûter le plaisir de la vie !)
- Vous étirez maintenant la partie médiane du pavillon vers l'extérieur, soit en utilisant le pouce et le crochet de l'index, soit en utilisant le pouce et vos 3 grand doigts. Ce geste renforce **le dynamisme et la force de vos bras.**

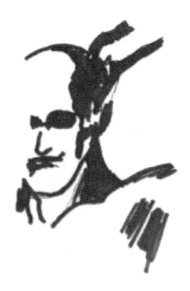

- Vous étirez maintenant le lobe supérieur vers le haut avec votre pouce et votre index, ce qui a pour effet de renforcer **l'énergie dans vos jambes**.
- Enchaînez immédiatement en pinçant votre pavillon supérieur entre l'index et le majeur : vous stimulez vos tempes et favorisez la détente dans les périodes de grande concentration.

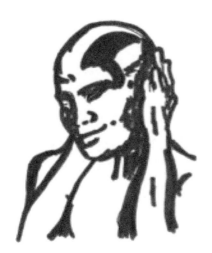

- Comme l'image l'indique, vous allez effectuer le Do-In préféré du chat en plaçant la tranche de vos mains derrière vos oreilles et en les rabattants plusieurs fois vers l'avant. Vous stimulez ainsi la circulation sanguine dans toute votre oreille.

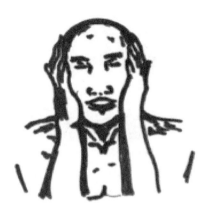

- La posture montrée ici n'appartient pas à proprement parlé à l'enchaînement du Do-In des oreilles, mais elle vous sera très utile à mémoriser et à pratiquer autant de fois que nécessaire.

Quand vous êtes fatigué et que vous vous sentez agressé par les bruits et l'agitation extérieure, rabattez vos oreilles avec la paume de vos mains, fermez les yeux et fermez la bouche pendant 1 à 3 minutes !

Vous ressentirez une détente profonde et un calme réel qui vous permettra de reprendre vos activités avec le recul nécessaire.

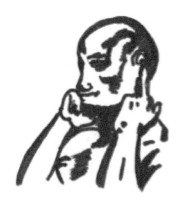

- Posez maintenant le majeur dans les spires ou sillons de l'oreille, massez l'intérieur en suivant le sens de vos sillons dans un sens et dans un autre. Effectuez ce parcours au moins une dizaine de fois : vous stimulerez votre colonne vertébrale, votre système nerveux.

Notez qu'à la distance d'un pouce derrière l'oreille se trouve un point de chaque côté de votre crâne très utile à stimuler en cas d'insomnie. Vous ne pouvez pas le manquer, il se trouve au fond d'une légère déclivité !

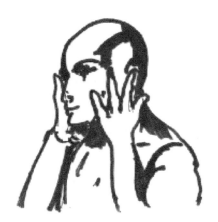

- Vous massez maintenant l'arrière de vos oreilles comme indiqué sur l'image, et vous stimulez ainsi le fonctionnement du triple réchauffeur qui régule la température interne du corps. **Quand vous avez trop chaud ou trop froid, stimulez cette zone pour rétablir une température optimum** !
- Enfin, finissez votre enchaînement des oreilles en plaçant votre main en coquille (comme pour les yeux) sur votre oreille et frappez cette main à l'aide de votre main libre en suivant votre rythme cardiaque. N'oubliez pas d'effectuer ensuite le même massage sur votre autre oreille.
- Ce simple massage rythmique et sonore renforcera très efficacement le fonctionnement de vos reins, et ainsi votre niveau d'énergie générale et votre confiance en vous-même.

POURQUOI SI VOUS MANQUEZ DE TEMPS, LE DO-IN DES OREILLES SERA TOUJOURS EFFICACE ?

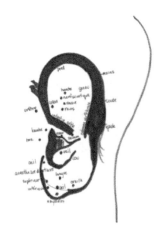

Comme vous pouvez le voir sur cette image, l'oreille comporte la quasi-totalité des localisations d'organes et de structures du corps humain.

Et cher lecteur, vos oreilles n'échappent pas à la règle !

Une science dérivée de l'acupuncture – **l'auriculothérapie** – s'intéresse uniquement à ce petit coquillage qui nous provoque bien des bonheurs et des plaisirs ne serait ce qu'à travers la musique, l'art de la conversation, l'écoute de l'autre et des sons de la nature.

Le son peut même soigner très efficacement comme les Yogis le savent depuis des millénaires.

Un médecin français ayant exercé dans l'armée de l'air est devenu mondialement connu : il s'appelle Tomatis.

Dans les centres qu'il a créés, des spécialistes soignent des désordres très variés : des problèmes d'attention jusqu'au problème de mémoire en passant par les dépressions et d'autres troubles psychiques.

Ce qui vous intéresse aujourd'hui est d'un ordre un peu différent : vous pouvez remarquer que l'oreille comprend une forme qui rappelle celle du fœtus, tête en bas, replié dans l'abri du ventre maternel :

- Le lobe inférieur comprend la tête.
- Le long du bord externe du pavillon, vous pouvez trouver les éléments de la motricité jusqu'aux mains et aux pieds vers le haut du pavillon.
- Dans les circonvolutions internes les organes se déclinent du cœur jusqu'au côlon ou gros intestin sans oublier les organes génitaux (noté ici – utérus – car il s'agit de la photo de l'oreille gauche d'une jeune femme).

Le Do-In que vous venez de découvrir est donc essentiel car il permet de relaxer et stimuler l'ensemble du corps humain.

Cependant, ami lecteur, **je vous déconseille absolument de tenter de vous implanter des aiguilles par vous-même** car les risques sont réels quant aux déséquilibres que vous pourriez provoquer.

Par contre, les massages tels qu'indiqués dans cette dernière partie de chapitre sont absolument sans danger et pour autant **n'oubliez pas de vous charger les mains avant de commencer un Do-In,** même si vous pratiquez de façon impromptue, hors de votre cadre habituel !

LE TÉMOIGNAGE DE VALÉRIA : COMBIEN DE TEMPS ÇA PREND ?

Valéria M., est médecin urgentiste dans une grande ville du Québec. Elle aime son métier et n'envisage pas de le quitter pour créer son propre cabinet. Pourtant elle connaît des problèmes de circulations sanguines assez sérieux. Belle femme un peu ronde, elle a, selon ses dires, "le sang un peu épais".

Elle m'a appris à cette occasion que le seul traitement connu en occident combine des saignées ponctuelles ou régulières et l'usage d'anticoagulants dérivés de la molécule d'aspirine.

Elle a découvert le Do-In par l'intermédiaire d'une amie.

Mais son attente était précise et son esprit cartésien l'a incité à poser des questions que nous n'aurions pas osé poser dans un premier temps... Au bout de sa 2ᵉ séance en groupe, elle a posé une question à notre "animateur" passionné, Marc.

"En combien de temps peut-on maîtriser le Do-In ?"

Voici sa réponse : "Le bénéfice est immédiat mais le sentiment de maîtrise ne peut grandir qu'en fonction de votre investissement et la constance de votre pratique."

Cette réponse l'a suffisamment convaincue pour que nous ayons le plaisir de la croiser au moins une fois par mois.

La dernière fois que nous nous sommes vus, je lui ai posé la question de savoir si ses problèmes de sang s'amélioraient.

Elle a eu l'honnêteté de me dire qu'elle n'en savait rien car elle n'avait pas fait de bilan hématocrites depuis 3 mois.

Par contre, elle a l'impression très nette que ses problèmes de jambes lourdes et de règles douloureuses étaient beaucoup moins forts.

Savez-vous quels sont les Do-In qu'elle pratique d'une façon préférentielle y compris sur son lieu de travail ?

Le Do-In des mains et celui des oreilles !

Dans le chapitre suivant, vous allez découvrir la suite de l'enchaînement du grand Do-In, qui vous permettra de faire un peu de gymnastique douce.

Et si vous avez besoin de revenir sur vos pas pour repréciser un aspect ou un autre des Do-In que vous avez découverts, n'hésitez pas.

Pour autant, je vous invite à découvrir la suite de votre méthode pratique et, je l'espère, ludique !

6

APPROFONDIR LA CONNAISSANCE DE VOTRE PROPRE CORPS

Comme vous avez pu le découvrir, le chapitre précédent a été très riche en pratique Do-In différentes mais aussi en informations concrètes à assimiler !

En conséquence, ce chapitre sera plus court et moins roboratif mais tous aussi important.

Un Do-In est toujours riche de conséquence pratique et énergétique. Je vous demande donc de continuer à pratiquer avec constance les Do-In que vous avez découvert jusqu'a maintenant.

Pour pratiquer avec une efficacité optimale, commencez toujours votre pratique par un Do-In, même rapide.

Dans ce sens, nous y reviendrons ensemble dans le chapitre 10, de façon à ce que vous connaissiez une méthode pour accroître la rapidité d'un Do-In complet sans pour autant qu'il soit moins efficace.

Pour le moment, avant de commencer à expérimenter un nouveau Do-In :

- Faites systématiquement un Do-In des mains, même rapide.
- Quelques assouplissements des poignets.

- 3 passes dans le sens de l'énergie au niveau des bras !
- Puis, choisissez une partie du grand Do-In du visage, par exemple les yeux et les oreilles.

En un quart d'heure, vous pouvez effectuer efficacement cette progression.

Enfin et surtout :

- N'oubliez jamais de vous recharger les mains avant et même pendant un Do-In.
- N'oubliez pas non plus de dégager l'énergie de vos mains en les secouant vigoureusement vers l'extérieur et vers le bas.
- Vous pouvez parfaire ce dégagement en faisant glisser une main sur l'autre vers l'extérieur, puis effectuez le même mouvement avec votre autre main.
- Vous rechargez ensuite vos mains à nouveau !

LA NUQUE ET LA GORGE : ADIEU RAIDEUR ET MAUX DE GORGE

Il peut être très efficace de lier le Do-In des oreilles et

le Do-In de la nuque puis du cou.

En effet, vous travaillez alors dans le sens naturel de circulation d'énergie.

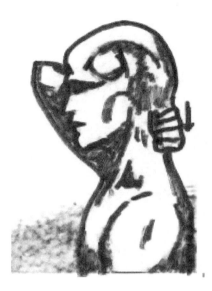

- Après avoir massé l'arrière de vos oreilles en explorant les éminences et les petites cavités, poursuivez votre exploration tactile **sous les os de votre crâne de chaque côté de la colonne vertébrale**, et particulièrement dans **l'axe de votre colonne au-dessus la 1re cervicale**.
- Continuez votre Do-In en massant la nuque à pleine main, les doigts d'un côté de la colonne vertébrale et la paume de l'autre, comme indiqué sur l'image au-dessus. En palpant (sans glisser ou alors modérément), descendez en 3 à 4 massages jusqu'à la base de votre cou.
- Puis, effectuez ainsi 3 fois le parcours.
- Enfin, massez de la même manière 3 fois avec l'autre main.
- Vous pouvez parfaire ce massage en utilisant vos 3 grands doigts de part et d'autre de votre colonne vertébrale toujours dans le sens descendant.
- N'hésitez pas à masser les tensions qui demeurent, en effectuant un mouvement de spirale dans un sens, puis dans l'autre, avec les doigts de vos 2 mains en même temps.

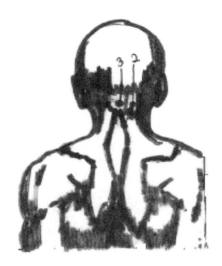

- Pressez ensuite fortement **les points 1 et 2 avec vos index et majeurs** de part et d'autre de la colonne vertébrale.

Ces cavités correspondent à la sortie de 2 nerfs en provenance des structures du cerveau et du cervelet.

Ils régulent les glandes endocrines, le système sympathique, et **le contrôle du sommeil** !

Si vous connaissez des problèmes d'insomnies, il sera très utile de les masser dans un sens puis dans l'autre plusieurs fois dans la soirée avant de vous coucher !

Vous provoquerez une détente naturelle de l'ensemble de votre système nerveux et de vos endocrines et vous favoriserez ainsi un sommeil profond et réparateur.

- Enfin, massez avec l'index et le majeur de votre main droite puis de votre main gauche **le point n° 1 au fond de la cavité** qui marque la jonction entre la 1re cervicale et l'arrière de la boîte crânienne.

Ce massage – toujours en spirale dans un sens puis dans l'autre – vous permettra de dissiper les tensions résiduelles. **À noter, que ce point est très utile si vous avez un torticolis ou des douleurs dans la nuque.**

Pourquoi ?

Ce Do-In de la nuque est très important car il stimule et soulage votre aire visuelle (la localisation cérébrale qui traite les informations en provenance de votre œil).

Il régule aussi le fonctionnement de votre système sympathique et de vos glandes endocrines, responsables de l'équilibre et de tous les actes involontaires de votre organisme, mais aussi de votre capacité à vous défendre des agressions microbiennes comme relationnelles !

Bon nombre de céphalées et de baisses d'énergie trouvent leur source dans une stagnation de l'énergie à cet endroit stratégique.

Ce massage est très indiqué pour détoxiner en profondeur votre corps !

Pratiquer un Do-In régulier est le garant d'un meilleur sommeil et d'un meilleur équilibre général !

LA GORGE ET LE SENS DE L'ÉNERGIE

Enchaînez ensuite avec le Do-In du cou toujours dans le sens de l'énergie qui forme une spirale si vous partez du sommet de votre crâne.

L'énergie Yin et Yang circule ainsi :

- Elle entre au niveau du crâne.
- Embrasse votre front et descend sur votre visage.
- Elle s'écoule de part et d'autre de vos maxillaires vers vos oreilles.
- Elle tourne ensuite autour et dans vos oreilles.
- Elle irrigue la nuque de part et d'autre.

- Elle revient de part et d'autre sur votre cou...

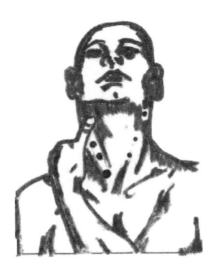

Voici la marche à suivre pour effectuer un bon Do-In de la gorge :

- Vous allez incliner votre tête vers l'arrière en poussant votre cou vers l'avant, comme l'indique le dessin.
- Vous allez ensuite presser 4 points qui se distribuent le long du muscle apparent.
- Le 1er se situe à un travers le pouce au-dessus du V que forment les 2 muscles principaux.
- Le 2nd un peu plus haut, un pouce au-dessus.
- Le 3e, un pouce au-dessus encore.
- Le 4e un bon pouce au-dessus (toujours dans la largeur du pouce au niveau de l'ongle).
- **Ne pressez jamais trop fort ces points ! Vous êtes dans la région de la carotide et de la thyroïde.**
- **Dans la région du cou, il vaut mieux une pression un peu trop légère qu'une pression trop forte.** (Dans d'autres régions, vous aurez au contraire intérêt à presser très fortement jusqu'au seuil de la douleur.)

Pourquoi ?

Le Do-In est un massage énergétique qui stimule des points par échange d'énergie entre vos mains chargées ou vos doigts et un point qui est lui-même irrigué par un méridien sur lequel il se situe ou dans la proximité d'un méridien. L'échange d'énergie est souvent suffisant et la pression mécanique renforce cet échange et stimule la fluidité et l'équilibrage de l'énergie.

Continuons...

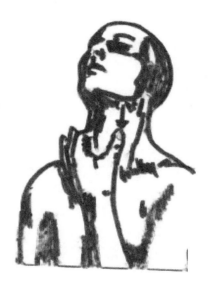

Avec le pouce et l'index de la main gauche, vous glissez rapidement les doigts de part et d'autre de la trachée jusqu'à la tyroïde qui se situe juste en dessous de la pomme d'Adam.

Cette pression ne doit pas être trop forte.

Et ce massage ne doit pas excéder 3 à 4 passages.

Pourquoi ?

La glande thyroïde est une glande qui régule l'humeur et l'énergie active ou Yang dans votre corps. Les hormones qu'elle secrète sont extrêmement actives.

En conséquence, si vous êtes hyperthyroïdien, ne pratiquez jamais ce massage.

Si votre thyroïde ne fonctionne pas assez bien ou si vous avez un doute à la suite de votre découverte de ce Do-In, **consultez un spécialiste, médecin et énergéticien, qui fera dans un premier temps un bilan thyroïdien puis un bilan énergétique.**

Enfin, il vous aidera à pratiquer des points Do-In dans une autre région du corps pour soutenir l'action de votre tyroïde.

- Pour résumer, ce massage favorise la régulation de la tyroïde et de la parathyroïde.
- Ce Do-In stimulera votre capacité à agir et évitera des blocages responsables de troubles somatiques et psychiques !
- Pour information, la glande tyroïde (Yang) régule le métabolisme de l'oxygène dans votre corps alors que la parathyroïde (Yin) contrôle l'équilibre métabolique des sels minéraux, calcium, magnésium, phosphore...

POUR DÉTENDRE LE COU, IL FAUT APPRENDRE À LE CONTRACTER !

Votre cou reflète votre degré de jeunesse et de vieillissement : il est donc très utile de l'entretenir en l'assouplissant et en lui assurant une mobilité tonique !

Vous allez apprendre aujourd'hui que le Do-In du cou n'est pas seulement une technique de massage à l'aide de vos mains.

Des mouvements précis font partie intégrante de ce

Do-In spécifique, comme d'autres Do-In du dos que vous allez découvrir très bientôt.

- Le principe de cet exercice Do-In est le suivant : pour détendre en profondeur, il faut contracter en profondeur.

Comme pour le crâne, une pression trop forte à l'intérieur des tissus qui enveloppe le cerveau nécessite une **"mise en pression extérieure forte et répétée"** selon l'expression parfaite de Jacques Rofidal.

- Ce principe très important s'applique à tout votre appareil locomoteur, constitué par l'ensemble des muscles qui sont attachés au squelette.

Vous allez procéder ainsi :

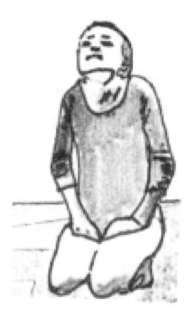

- Vous prenez une inspiration profonde en basculant votre tête vers l'arrière, vous entrez la tête entre les 2 épaules en vous contractant au maximum.
- Tenez aussi longtemps que vous pouvez en gardant l'air dans vos poumons.
- Puis sur votre expiration, détendez-vous.
- Répétez ce mouvement au moins 3 fois, et pas plus de 5 dans un premier temps. Quand vous maîtriserez ce mouvement

Do-In, vous pourrez le pratiquer plus longtemps dans le cadre de l'enchaînement du Do-In.

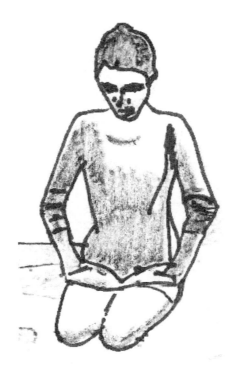

Le 2ᵉ mouvement est quasiment identique au 1ᵉʳ à un détail près :

- Vous prenez une inspiration profonde, mais au lieu de basculer votre tête vers l'arrière, vous la rentrez entre vos épaules pour comprimer votre cou au niveau de votre pomme d'Adam et de votre thyroïde.
- Vous gardez l'oxygène dans vos poumons, épaules relevées vers vos oreilles, puis vous expirez en développant votre cou et en laissant vos épaules se replacer.
- À la fin du cycle de 3 mouvements consécutifs, vous aurez le plaisir de voir vos épaules se détendre naturellement et prendre une position basse adaptée à votre morphologie.

Vous avez obtenu une détente profonde (qui ira en s'améliorant avec un peu de pratique !) et vous avez échauffé efficacement votre cou, vos épaules et votre nuque.

- Vous allez maintenant, en vous aidant de votre respiration ventrale, placer votre tête dans l'axe de votre colonne vertébrale en veillant à garder le menton légèrement rentré vers votre buste.

Puis avec votre tête, vous allez effectuer les mouvements suivants en veillant à expirer en fin de mouvements :

- En avant en arrière une vingtaine de fois.
- De droite à gauche une vingtaine de fois.
- Et enfin, vous allez faire tourner 10 fois dans un sens et 10 fois dans l'autre.
- Puis, déplacez votre tête dans tous les sens comme vous le sentez !

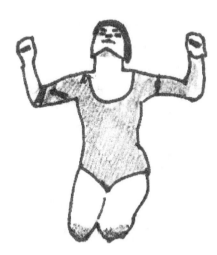

Pour finir cet enchaînement de mouvements :

- Vous levez les bras de part et d'autre de votre buste entre 70 et 90 degrés et vous formez un angle droit avec vos avant-bras de part en d'autre de vos épaules, un peu en avant de vos oreilles.
- En gardant cette position, vous inspirez profondément au niveau ventral, rejetez la tête en arrière en faisant ressortir au maximum votre cou vers l'avant, puis serrez les poings de toutes vos forces.
- Tenez une vingtaine de secondes au moins dans un premier temps.
- Relâchez tout, vos bras, vos poings, votre tête sur votre expiration.
- Effectuez ce dernier mouvement du Do-In pour l'assouplissement du cou des épaules et de la nuque 3 fois !

À la fin du massage, vous aurez stimulé les 2 mouvements énergétiques fondamentaux du corps humains : le mouvement de contraction Yang et le mouvement de détente Yin.

En quelques semaines, vous allez gagner une souplesse que vous n'avez peut-être jamais connue et vous allez stimuler profondément votre capacité à rester jeune, et mieux encore, à rajeunir !

Vous ne me croyez pas ?

Alors, je vous donne rendez-vous dans quelques mois et vous verrez si j'avais tort !

Ce ne sera pas seulement votre miroir qui vous le dira, mais vos proches et collègues de travail !

Oui, stimuler cette partie de votre corps, par les massages manuels puis posturaux, agit directement sur la vitalité de votre peau !!!

LA SUITE DE L'ENCHAÎNEMENT DO-IN

Cher lecteur, vous allez maintenant aborder un Do-In très important car il va vous permettre de libérer efficacement des tensions qui sont potentiellement handicapantes.

À l'ère de l'ordinateur, vos bras et surtout vos épaules sont sur-stimulés, et souvent vous croyez ne pas avoir assez de temps pour pratiquer une activité sportive qui détende et stimule l'une des 2 balances qui équilibrent votre corps tout entier.

Comme vous l'avez maintenant parfaitement compris, il est plus utile de commencer à pratiquer puis de comprendre après l'avoir expérimenté ce que le Do-In a à vous apporter !

L'ÉQUILIBRE DES ÉPAULES

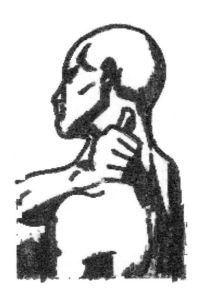

- Comme l'indique le dessin ci-dessus, commencez par saisir le trapèze, le muscle de votre épaule, à pleine main, tirez vers le haut et maintenez-le décollé avec vos doigts.
- N'hésitez pas à tirer comme si vous vouliez le faire passer vers l'avant au-dessus de votre épaule !

- Répétez le mouvement autant de fois qu'il est nécessaire, pour que vous ressentiez précisément que le muscle s'est assoupli.
- Ensuite effectuez le même massage sur l'épaule qui n'a pas encore été massée.

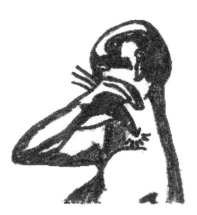

- Ensuite, frappez franchement l'arrête de votre épaule avec la paume de votre main formant une coquille.
- Votre main doit former une coquille de façon à ce que le coussin d'air qui se trouve emprisonné par la paume fasse raisonner votre ossature et les muscles qui y sont attachés.
- Percutez du centre vers le cou et derrière le cou puis dans l'autre sens jusqu'à l'aplomb de votre bras.
- Effectuez ainsi une bonne dizaine de fois ce va-et-vient.
- Vous pouvez maintenant passer à l'épaule qui n'a pas été massée par percussion, en effectuant le même trajet !

Vous avez ainsi massé et stimulé :

- vos jambes en percutant le haut de votre bras ;
- puis vos organes sexuels, juste au-dessus de la pointe de votre épaule ;
- puis vos reins à l'endroit ou votre épaule s'incurve sensiblement ;

- vos intestins au milieu de vos épaules ;
- puis le foie derrière l'épaule droite à la base arrière du cou ;
- et enfin votre estomac et votre pancréas derrière l'épaule gauche à la base arrière de votre cou.

De fait, les épaules ont tendance à concentrer les tensions émotionnelles issues de vos peurs, de votre anxiété et de votre agressivité.

Il est donc nécessaire de soigner particulièrement ce massage, qui vous apportera détente et réconfort !

La sollicitation de votre rein mais aussi de votre organe sexuel est excellente pour vous libérer des peurs parfois anciennes et vous procurer une réelle confiance en vous-même.

La stimulation puissante de votre estomac et du pancréas aura 2 résultats :

- Elle vous permettra d'éviter les conséquences de l'anxiété, à savoir les problèmes de reflux gastriques mais aussi les ulcères.
- Elle favorisera une détente profonde de votre fonction d'assimilation 1re, non seulement sur le plan physiologique, mais aussi sur le plan psychologique : une confiance profonde dans votre capacité à assimiler les données – habituelles comme radicalement nouvelles – se développera très naturellement en vous !

Ce Do-In peut, sans aucune contre-indication, être pratiqué plusieurs fois par jour, alors n'hésitez pas !

Une information importante encore : vous vous souvenez sans doute que dans le Do-In des mains et des bras, vous aviez appris que **les méridiens de l'Intestin Grêle (IG) et du Gros Intestin (GI) passent par vos épaules.**

Ce qui signifie qu'en cas de blocages articulaires et musculaires, votre système d'assimilation final souffre et peut même développer des troubles chroniques !

Ce massage est très efficace pour stimuler un bon fonctionnement et une régulation optimum de vos fonctions d'assimilations finales.

Ce Do-In est en fait un autre Do-In complet !

UNE SYNERGIE STRUCTURELLE : VOS ÉPAULES ET VOS OMOPLATES !

Dans le cadre de votre enchaînement du grand Do-In ou

Do-In complet, vous pouvez adjoindre utilement 3 exercices plus gymniques qui appartiennent au Do-In synthétisé par l'un des plus éminents spécialistes, Jacques Rofidal.

Dans son ouvrage de référence, il propose les 3 exercices suivants, et s'ils sont un peu difficiles à réussir le 1er jour, vous pourrez les pratiquer avec profit après vous être entraîné une petite semaine.

Ne vous arrêtez pas pour autant dans la découverte de la suite de l'enchaînement Do-In !

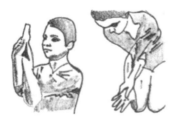

- Cet exercice a pour but de vous aider à assouplir et étirer vos épaules.
- Essayez de croiser les bras comme sur le dessin ci-dessus.
- Il est possible que, dans un premier temps, vous ne puissiez pas poser votre coude intérieur dans le coude porteur. Dans

ce cas, au lieu de chercher à joindre vos mains, vous prendrez avec la main du bras porteur l'avant bras où vous le pourrez. Peu à peu, jour après jour, vous pourrez vous approcher vos mains l'une de l'autre à mesure que vos épaules et vos omoplates se détendent !

- Même si vous ressentez un étirement dans le dos, vous allez prendre une respiration profonde ventrale, puis sur l'expiration, vous allez déplier vos bras en conservant le contact de vos mains comme le montre le schéma suivant. Ou vous garderez simplement le contact entre la main et l'avant bras.

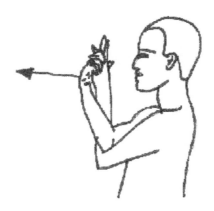

- Ensuite, vous pouvez effectuer le même mouvement, en croisant l'autre bras.

Même s'il est difficile, ce mouvement est exceptionnel pour étirer vos épaules et les trapèzes ! **Ce que vous pourrez réaliser dans un premier temps sera très utile.**

Ne vous laissez jamais aller au découragement et pratiquez toujours ce Do-In à votre mesure.

Si, par hasard, vous étiez trop musclé du dos ou pas assez souple, contentez-vous alors de pratiquer les autres

Do-In des épaules, et spécifiquement ceux qui utilisent la technique de la percussion.

- Quand vous avez fini cet exercice, pétrissez vos trapèzes à pleine main afin de chasser les toxines et les tensions.

Pour finir ce Do-In exigeant – le seul à-vrai-dire – vous allez effectuer un exercice plus simple à réussir.

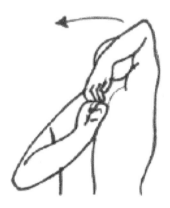

- Comme sur le schéma, vous allez saisir votre main gauche avec votre main droite puis sur l'expire, vous allez faire pivoter l'axe des bras vers l'intérieur.
- Effectuez ensuite le mouvement dans l'autre sens.

Il est probable que vous réussissiez assez bien l'exercice dans un sens et moins bien dans l'autre, les mains ne se touchant pas ! Qu'importe !

Effectuez à votre mesure les 2 mouvements symétriques.

Il est possible que vous ne réussissiez qu'au bout de quelques semaines. Mais ce que vous aurez effectué vous sera bénéfique.

Oui, ce massage est très performant pour débloquer les articulations des épaules, le haut de votre colonne vertébrale mais surtout l'espace entre vos omoplates ! Très difficile à atteindre, cet espace a tendance à se durcir et à vieillir prématurément.

Si pourtant vous n'arrivez pas à pratiquer d'une manière satisfaisante le dernier exercice qui demeure important pour stimuler cette zone qui est le symétrique du centre d'énergie du cœur, vous pouvez simplement utiliser un instrument comme celui-ci :

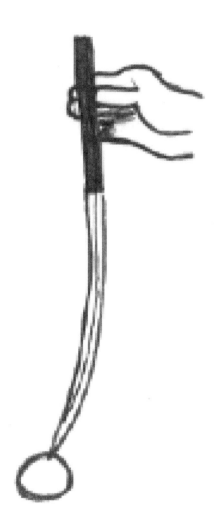

Il en existe divers variantes.

Il vous suffira alors de tapoter plus ou moins fort ces zones très difficiles à atteindre et à détendre avec facilité et grand profit !

Ne vous inquiétez pas de l'aspect énergétique, la stimulation mécanique aura un effet suffisant sur vos méridiens et la circulation de l'énergie Yang dans les régions du dos.

LE CENTRE DE L'ÊTRE : LE BUSTE

Dans le sens de l'énergie, vous allez maintenant passer sous vos bras pour travailler sur votre buste.

Nous sommes à nouveau en terrain connu, donc détendez-vous ami lecteur et laissez-vous guider dans ce **Do-In très utile pour vos poumons, votre cœur, votre vésicule biliaire et votre estomac.**

- Pour commencer, vous allez tapoter à l'aide de vos poings demi-fermés l'espace sous vos clavicules d'une manière symétrique puis dans un mouvement en spirale, vous allez continuer sur votre poitrine.
- Si vous êtes une femme, cette forme de Do-In est fortement déconseillée ! Vous le remplacez par une palpation légère avec le bout de tous les doigts de vos 2 mains après les avoir chargés !

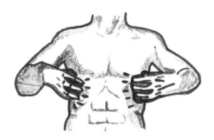

- Comme sur le dessin ci-dessus, vous allez continuer en percutant vos côtes du centre vers l'extérieur. N'hésitez pas à reproduire ce circuit au moins une vingtaine de fois.
- Et avec le plat d'une main puis de l'autre, vous allez frapper modérément mais fermement l'espace qui passe de votre sternum à votre gorge, en passant entre votre poitrine, ensuite vous redescendez, puis remontez.
- Effectuez ce circuit une dizaine de fois !

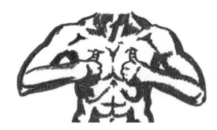

Vous finirez ce Do-In du buste en chargeant et déchargeant les 2 points situés sous vos clavicules avec la pulpe des pouces !

Ce massage se situe sur le méridien poumon : il vous protégera ainsi des problèmes respiratoires comme les bronchites, les toux, les laryngites et pourra même vous apporter un soulagement réel si vous souffrez d'asthme !

QUELQUES POINTS À STIMULER !

Vous vous souvenez peut-être que je vous ai présenté au 2ᵉ chapitre un art proche du Do-In développé par les chinois sous le nom de Ji-Jo.

Il s'agit d'un répertoire de points issus de l'énergétique chinois qui peut être mis à profit pour régler un problème d'urgence ou encore répondre à une situation problématique précise !

Dans le cadre du Do-In du buste, il est utile que vous connaissiez 5 points qui se situent pour une part sur le sternum, et pour l'autre entre vos côtes.

À la fin de votre Do-In du buste, et avant d'entamer le Do-In respiratoire, vous stimulerez après l'avoir déchargé le point (ou les points) qui peut être stimulé en cas de maladie, mais aussi à titre préventif si vous connaissez une fragilité de cet ordre !

Observons ensemble ce schéma du sternum et de la cage thoracique :

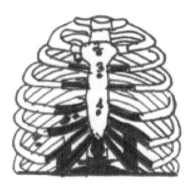

- Le **point 1** – qui a son point symétrique à droite sur le schéma et à gauche sur votre cage thoracique – sera stimulé à l'aide de vos 2 pouces. Il est **très efficace pour soigner les toux causées par les laryngites et les pharyngites (bactériennes ou virales).**
- Le **point 2** sera toujours stimulé avec la pulpe du pouce. **Il traite efficacement les maux de gorge (angine blanche et angine rouge mais aussi "les chatouillis et les brûlures" résultant des toux irritatives souvent d'origine réactive ou allergique). Très efficace pour soulager l'asthme et même pour aider le poumon à se défendre de la tuberculose !**
- Les **points 3 et 4**, à stimuler de la même façon, combattent efficacement les résultats des pollutions de l'air mais aussi **l'intoxication au tabac** (passive ou active) !
- Le **point 4 sera utile à stimuler pour combattre la nervosité, la dépression et la mélancolie. Vous pourrez le**

stimuler aussi si vous ressentez des douleurs dans la poitrine quelle qu'en soit l'origine.

- Le **point 5** et le point symétrique de l'autre côté du sternum seront utilement stimulés en cas de **douleur cardiaque ou péri-cardiaque** : angine de poitrine, palpitation, douleurs de croissance...

Ami lecteur, veuillez vous souvenir que ces points seront stimulés avec plus de profit si vous les traitez dans le cadre de votre enchaînement Do-In (rapide ou complet).

L'énergie débloquée n'ira pas se bloquer un peu plus loin, faute de stimulation et d'éveil global de votre organisme physique et énergétique !

LA RESPIRATION : UN DO-IN INTERNE PARTICULIÈREMENT PUISSANT

Maintenant que votre cage thoracique a été harmonisée par le dos et par le buste, vous allez pouvoir pratiquer un des Do-In les plus essentiels et les plus efficaces !

Vous savez sans doute que, pour les praticiens du Yoga, la respiration est une pratique fondamentale pour effectuer la jonction entre le corps et l'esprit et plus encore.

En effet, l'énergie contenue dans l'air, essentiellement Yang mais aussi Yin par l'intermédiaire des phénomènes d'ionisation et de polarisation, pénètre le corps humain par l'intermédiaire de vos poumons.

Cette prise d'énergie pure apporte l'élément oxygène qui est le carburant réel du phénomène de la vie. La vie n'est rien d'autre qu'une combustion lente qui dégage l'énergie nécessaire à l'entretien de toutes vos fonctions vitales.

Un autre phénomène très important doit attirer votre attention : l'inspiration et l'expiration va effectuer un massage en profondeur des poumons, de leur enveloppe, de la région du cœur mais aussi de l'estomac !

Ce double mouvement enfin effectue un massage profond de votre squelette au centre et à l'intérieur de votre corps.

Commençons sans tarder !

UN MOUVEMENT YANG : EXPIRER PROFONDÉMENT PUIS TOTALEMENT !

- Vous allez vous mettre debout en faisant attention à réveiller vos jambes et votre dos en effectuant une extension complète à l'aide de vos bras que vous allez joindre au-dessus de votre tête, paumes tournées vers le ciel.
- Vous tirez tranquillement sans saccade une dizaine de fois.
- Vous ouvrez vos jambes à l'aplomb de la largeur de vos épaules.
- Vous fléchissez légèrement sur vos genoux et vous pouvez ancrer vos pieds dans le sol en recroquevillant légèrement vos doigts de pied dans le sol.
- Votre corps doit être légèrement penché en avant, les mains appuyées au-dessus de vos genoux.
- Expirez à fond.
- Puis ouvrez votre cage thoracique comme si vous vouliez inspirer.
- Maintenez cette position 2 à 3 secondes.
- Expirez encore... Oui, il restait de l'air dans vos poumons !
- Ouvrez à nouveau votre cage thoracique et expirer une dernière fois.
- **Vous avez alors vidé complètement vos poumons !**

Si vous souffrez d'essoufflement ou si vous fumez, pratiquez cet exercice par étape :

- N'effectuez qu'un vidage des poumons comme indiqué, puis peu à peu vous oserez aller plus loin.

Comment ?

En ne reprenant pas votre respiration, en ouvrant à nouveau votre cage thoracique et en rejetant l'air résiduel, une fois, 2 fois puis 3 fois !

Quand vous serez bien entraîné, vous pourrez même aller plus loin et effectuer 5 ou 6 vidages successifs sans avoir besoin de reprendre votre respiration.

Attention : Ne reprenez pas votre inspiration trop vite car vous vous causeriez des douleurs violentes et inutiles.

Reprenez votre inspiration en marquant des petites pauses, et en contrôlant votre envie de respirer à pleins poumons.

Oui, vos poumons se sont vidés et se sont refermés sur eux-mêmes : il est nécessaire de les déplier avec précaution et délicatesse.

À la suite de ce Do-In interne, il est possible que vous ressentiez une douleur ici ou là.

Ce n'est que le signe que certaines zones de vos poumons ne se libéraient jamais d'un air non renouvelé !

Si par contre, une douleur aiguë se faisait sentir plus de 4 heures après votre exercice, ne tardez pas à consulter un médecin qui saura effectuer les examens nécessaires.

UN MOUVEMENT YIN : INSPIRER PROFONDÉMENT PUIS TOTALEMENT !

- Reprenez votre position, jambes fléchies, les mains sur vos genoux, buste légèrement en avant le menton modérément incliné vers le sternum.

- Inspirez en levant les bras au-dessus de votre tête, en redressant vos jambes, votre buste et votre tête.
- Conservez l'air dans vos poumons pendant que vous redescendez vos bras en fléchissant un peu vos genoux, en inclinant votre buste vers l'avant et reposant vos mains au-dessus des genoux ou plus haut sur les cuisses, en fonction de votre morphologie et de votre souplesse verticale.
- Puis dépliez à nouveau votre corps comme la 1re fois en inspirant une fois encore (vous n'avez pas expiré entre temps ? Parfait !)
- Si vous le sentez, vous pouvez effectuer un nouveau cycle pour prendre encore un peu d'air dans vos poumons.

Vous venez de faire pénétrer l'air profondément dans des régions qui connaissent rarement un apport d'air dans le haut de votre cage thoracique.

Mon ami Marc appelle ce couple de massage : "**Le Do-In de la renaissance quotidienne**".

Oui, comme le nourrisson qui prend sa 1re inspiration, **vous allez redécouvrir la force de vie que réside dans le 1er acte effectué par l'homme en naissant !**

RENFORCEZ LA CAPACITÉ RESPIRATOIRE DE VOS POUMONS

Ce dernier exercice peut se pratiquer debout ou assis :

- Développez votre cage thoracique au maximum de sa capacité alors que vous videz vos poumons.
- Puis, inspirez profondément et aussi doucement que possible.
- Puis, tout en gardant votre cage thoracique ouverte, expirez aussi lentement que possible.
- Puis, répétez le cycle 3 ou 4 fois en veillant à inspirer et expirer sans vivacité.

- Très vite, vous pourrez effectuer plus de 10 cycles sans difficulté.
- Quand vous connaîtrez bien cet exercice, vous pourrez inspirer et expirer plus rapidement sans jamais aller trop vite pour autant.

Ce double mouvement va renforcer vos poumons en libérant la plèvre qui est la zone la plus sensible aux agressions bactériennes et autres.

L'enchaînement de ses 3 types de respiration vivifie profondément votre capacité à échanger avec le monde qui vous entoure.

Cette capacité d'échange ne se bornera pas à toucher l'aspect organique de votre personne.

Les dimensions émotionnelles et relationnelles mais aussi intellectuelles seront profondément transformées par ce simple massage.

<u>Un conseil encore</u> : **N'effectuez ce Do-In qu'après avoir effectué le Do-In des épaules et surtout celui du buste car pour le réussir dans la sérénité et le plaisir il faut que votre buste soit harmonisé.**

Pour autant, vous pourrez adapter ces principes en créant votre propre Do-In rapide de la respiration, alors que vous êtes assis à votre table de travail, avant une négociation ou même avant de commencer à manger.

La conscience pratique du fonctionnement de vos poumons pourra vous aider à effectuer quelques cycles d'inspiration-expiration, pour vous redonner de la force et vous ouvrir à la réalité de l'instant présent.

TÉMOIGNAGE : BÉNÉDICTE, UNE FEMME DE TÊTE ET DE CŒUR

Pour clore ce chapitre, je vous propose le témoignage de Sylvie P., une femme très active qui consacre sa vie à des personnes particulièrement fragiles et démunies dans l'univers global très compétitif qui est le notre aujourd'hui.

Elle dirige une structure dédiée à l'insertion par le travail d'hommes et de femmes handicapés. Un métier très exigeant ou le relationnel, la capacité d'organisation mais aussi la présence sont incontournables !

Cette femme est appréciée de tous, les gens qui travaillent avec elle comme les personnes handicapées, mais aussi les autorités de tutelles et les entreprises qui sous-traitent certaines de leurs activités dans sa structure.

Concrètement, le personnel handicapé assure des tâches d'emballage et de montage de pièce pour des entreprises qui travaillent dans le domaine de l'horlogerie et d'instruments de précision.

Oui, non seulement elle innove dans le cadre de son métier, elle sait donner confiance à des travailleurs pas tout à fait comme les autres, mais elle assure aussi par ses méthodes de travail un contrôle de qualité unique en son genre.

Pourtant, cette femme n'était pas ce qu'on appelle une personne heureuse. Elle était sous antidépresseurs depuis de nombreuses années quand elle a intégré notre groupe de Do-In.

J'ai appris par hasard que cette femme si active, si compétente souffrait de migraine terrible depuis l'adolescence. Ce handicap l'avait conduite à un état proche de la dépression ce qui expliquait qu'elle soit sous traitement.

Notons qu'elle avait trouvé un "équilibre" de cette façon. Sa vie s'organisait autour de son travail et elle n'avait pas l'énergie pour faire quoique ce soit d'autre, à commencer par s'occuper d'elle-même.

Le Do-In transforma sa vie.

Au bout d'un peu moins de 6 mois, elle arrêta la prise de médicament en accord avec son médecin.

Elle souffre encore de temps à autre de migraine, mais plus d'une manière systématique, et surtout, cette femme sérieuse et rigoureuse s'est révélée être une personne incroyablement drôle et légère.

La semaine dernière, je lui ai demandé si elle préférait un Do-In plutôt qu'un autre en pensant à la rédaction de cet ouvrage.

Elle me dit : "Mais enfin tu le sais bien, le Do-In de la respiration !".

Je lui ai alors demandé pourquoi ?...

"C'est un Do-In qui me donne envie de rire ! La vie est tellement belle même si elle est vraiment dure !"

Je lui ai dit que je voyais mais que je ne comprenais pas vraiment.

"Je sais maintenant que je respire et je ne sais pas pourquoi mais ça me donne envie de rire."

"Sans raison ?"

"Si tu trouves que ce n'est pas une raison suffisante, viens faire un tour dans mon centre, tu verras ils rigolent tout le temps et ils savent aimer aussi."

Elle me confia ensuite qu'elle avait initié au Do-In quelques éducateurs et même un chef d'atelier qui, à leur tour, ont initié certains travailleurs handicapés.

Et les résultats sont surprenants dans la gestion "du stress consécutifs aux cadences et des difficultés inhérentes à ces vies plus compliquées que les nôtres" !

Je vous laisse tirer par vous-même la morale de cette histoire...

Ami lecteur, continuez votre lecture ou remontez dans votre ouvrage pour relire et pratiquer encore un aspect du grand Do-In que vous venez de découvrir, mais suivez-moi sans tarder car vous n'êtes pas encore au bout de vos surprises !

7

COMMENT REMÉDIER AUX MAUX QUOTIDIENS : INITIATION GLOBALE

Comme vous commencez à le comprendre en détail, les maux de tout ordre, les baisses d'énergies, les sautes d'humeur ne sont pas une fatalité ! Car chaque massage ou Do-In renvoie peu ou prou à la totalité de votre corps dans son aspect structurel comme son aspect organique.

Cependant, certains Do-In comme celui du crâne, du visage, de l'oreille sont plus complets car ses régions du corps reçoivent les projections énergétiques de la globalité de votre corps, tant dans ses aspects organiques et passifs (yin) que structurels et actifs(Yang).

Le Do-In que vous allez découvrir aujourd'hui est l'un de ceux-là.

Le Do-In du pied est tout à fait particulier par la puissance qu'il comprend et la facilité avec laquelle il peut être pratiqué.

Pour un marcheur comme moi, ce Do-In a ma préférence !

Mais il n'est pas question de moi aujourd'hui mais bien de vous et de votre découverte patiente et constante sur votre chemin pratique du grand Do-In.

Suivez le guide, s'il vous plaît !

Avant de commencer ce Do-In singulier, vous aurez plaisir à pratiquer quelques exercices posturaux pour harmoniser et éveiller la circulation d'énergie dans vos jambes et dans l'ensemble de votre corps.

Oui, vous avez remarqué que votre Do-In a été pratiqué surtout assis, à l'exception du dernier Do-In que nous avons pratiqué ensemble, oui, celui de la respiration.

Et si le Do-In des pieds se pratique au sol, il faut que vous ayez une perception éveillée de la circulation d'énergie globale dans tout votre corps.

Quelques exercices d'étirement et d'assouplissement !

Pour étirer votre taille, vous allez procéder ainsi :

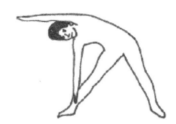

- Debout, jambes écartées, vous élevez avec fluidité votre bras droit ou gauche pour qu'il se colle à votre oreille.
- Tournez votre pied opposé vers l'extérieur en faisant basculer votre corps sur la jambe porteuse vers votre pied ouvert.
- Veillez à ne pas trop vous pencher vers l'avant de façon à respecter l'axe de vos hanches.
- Oui, cela tire un peu dans les lombaires, les muscles des hanches et dans votre cuisse opposée !
- Effectuez 5 fois cet exercice avec fluidité et sans trop de rapidité.

- N'effectuez jamais de mouvement de pompage ou tirage saccadé pendant votre mouvement et encore moins en bout de course, ce serait très mauvais pour vos lombaires ! Oui ami sportif, tous les kinésithérapeutes le savent, mais les entraîneurs sportifs ont du mal à accepter cette réalité structurale !
- Effectuez ensuite le mouvement symétrique avec votre autre bras qui agit comme un balancier déplaçant le centre de gravité de votre bassin vers votre cuisse porteuse, libérant ainsi les tensions au niveau du bassin et des hanches !
- Ensuite, bras levés de part et d'autre de votre tête, effectuez des rotations du bassin de la droite vers la gauche puis de la gauche vers la droite. Vous favoriserez la souplesse de vos hanches.
- Ne forcez pas ce mouvement ! Inutile de tenter un angle de 90° avec votre buste, une trentaine de degrés peuvent être tout à fait suffisants.
- Puis, laissez redescendre vos bras et vos épaules dans l'axe de votre colonne vertébrale.

Vous allez assouplir et réveiller vos jambes avec l'exercice très simple que tous les petits judokas du monde pratiquent à raison de 100 flexions par séance d'échauffement ! Vous n'en ferez pas autant rassurez-vous.

- Vous démarrez le mouvement debout, vos pieds sont à l'aplomb de vos hanches.
- Vous posez les mains sur les genoux.
- Vous descendez les fesses comme si vous vouliez vous asseoir sur vos chevilles.
- Puis, vous vous redressez avec fluidité.
- La pratique aidant, vous pourrez bientôt rapprocher vos pieds l'un de l'autre jusqu'à ce qu'ils se touchent l'un l'autre tout le long de l'exercice.
- Vous remarquerez que vos bras restent légèrement en suspension, ce qui est nécessaire à votre équilibre.

- J'oubliais un détail important : vous ne devez pas décoller vos talons du sol, autrement ce serait trop facile !
- Enfin, avec un peu de pratique, vous allez bientôt pouvoir vous asseoir réellement sur vos mollets.

Votre corps étant assoupli et éveillé, vous allez maintenant pratiquer le Do-In des pieds.

COMMENT HONORER LE SOCLE VIVANT DE VOTRE CORPS ?

Le pied fait appel à 21 muscles, 26 petits os, 31 articulations.

Il sollicite 62 glandes sudoripares au centimètre carré, une bonne centaine de ligaments et plus de 7.200 terminaisons nerveuses !

Une petite merveille de technologie biologique et naturelle.

Sans compter qu'il porte votre poids à longueur de journée et que, vous comme moi, ne leur apportons pas le soin auquel ils ont le droit, sauf bien évidemment quand ils nous font souffrir.

Mais vous allez bientôt découvrir qu'ils sont bien autre chose encore.

Pour commencer, c'est par eux que nous captons l'énergie Yin en provenance du sol !

Et pour une raison qui n'est pas due au hasard, la voûte plantaire reçoit les projections énergétiques de la totalité des éléments organiques composant votre corps.

Un peu comme votre oreille !

Les japonais ont même développé une science appelée "Sokushin-do", entièrement dévoué au soin des pieds !

Mais, trêve de discours, passons à la pratique...

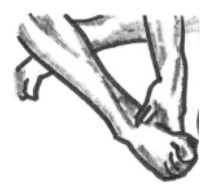

- Comme sur le dessin ci-dessus, fléchissez le pied vers le haut et explorez avec la pulpe du pouce la déclivité qui s'ouvre entre vos ligaments, en remontant jusqu'au milieu du mollet puis redescendez.
- Effectuez ce trajet 3 fois.
- Passez ensuite à l'autre pied.
- Ce massage va libérer une circulation d'énergie optimum entre vos pieds et vos jambes.
- Notez s'il vous plaît que le point à l'extrémité de votre tibia, celui qui est pressé sur l'image, est très efficace pour traiter **les entorses mais aussi pour les prévenir. Il lutte aussi contre l'arthrite du pied, les convulsions chez l'enfant, les migraines avec douleurs oculaires, et enfin les maux de dents.**

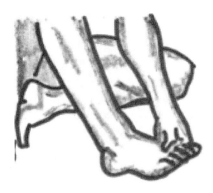

- En utilisant votre pouce gauche pour votre pied droit et votre pouce droit pour votre pied gauche, vous allez explorer successivement chaque point qui se trouve entre les métacarpiens, juste au-dessus de chaque croisement entre vos doigts de pieds.
- Vous pouvez descendre puis remonter pour trouver le point le plus sensible.
- Déchargez puis chargez chacun de ses points selon la procédure habituelle.

Vous stimulez ainsi la circulation d'énergie entre chacun des méridiens irriguant le dessus du pied et vos orteils.

C'est aussi un excellent micro Do-In pour éliminer la fatigue générale.

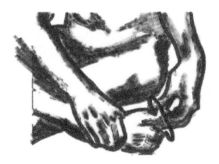

Attention le massage du gros orteil ne doit jamais être pratiqué par une femme enceinte !

- Attrapez fermement votre gros orteil entre le pouce et l'index de votre main gauche, si vous agissez sur votre pied droit et pressez fortement votre gros orteil au travers de l'ongle.

Vous stimulez votre foie.

- Si vous êtes sujet à l'épilepsie, aux convulsions ou encore à la tétanie, pincez votre gros orteil de part et d'autre des bords externes du gros orteil. En cas de crise, pressez rythmiquement le gros orteil de part et d'autre de l'ongle !
- Puis massez la pulpe de votre orteil en le pétrissant autant que vous le pourrez.

C'est un remède très puissant contre l'insomnie.

- Puis faites tourner votre gros orteil une cinquantaine de fois dans un sens et dans l'autre.
- Et n'oubliez pas de masser votre autre pied.

Cette rotation de l'orteil revitalise profondément le corps !

Contrairement au massage des mains, alternez chacun des petits Do-In sur vos 2 pieds, car l'énergie Yang qui ce concentre puis se distribue à partir du pied est particulièrement puissante !

Il vous faut veiller à l'équilibre des stimulations et donc dès que vous avez fini un type de stimulation sur un pied, effectuez le même travail sur votre autre pied !

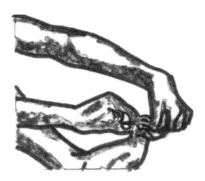

- Saisissez ensuite chacun de vos orteils pour étirer leurs articulations vers le bas puis vers le haut, une trentaine de fois !
- Ensuite, effectuez la même rotation qu'avec votre gros orteil sur chacun de vos petits orteils, dans un sens et dans l'autre, sous oublier de passer aux orteils de votre pied qui n'a pas encore été massé !

La souplesse de vos orteils garantit une protection efficace contre les accidents cérébraux et neuronaux. Pratiquez donc ce Do-In très simple aussi souvent que vous le souhaitez !

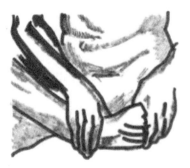

- Comme le dessin l'indique, emparez-vous du bout de votre pied pour effectuer une traction vers le bas. N'effectuez pas la traction inverse.

- Puis massez avec votre paume et vos doigts l'extrémité de votre pied vers l'extérieur puis en remontant.
- Une vingtaine de ces 2 massages suffisent. **Vous pouvez les prolonger si vous avez souvent les pieds froids.**

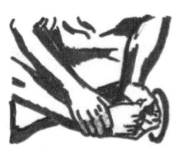

Pour finir ce massage des extrémités de vos 2 pieds consécutivement, procédez ainsi :

- Tout en tenant fermement votre cheville d'une main, effectuez des rotations dans un sens puis dans un autre de la moitié inférieure de votre pieds. Passez ensuite à l'autre !

Vos pieds sont maintenant préparés à recevoir des stimulations plus directes sur les terminaisons de vos méridiens sous la voûte plantaire !

Ne commencez jamais à traiter votre voûte plantaire sans échauffer correctement la circulation d'énergie dans vos pieds à l'aide de ce Do-In d'assouplissement ! Vous risqueriez de provoquer des réactions paradoxales !!!

UN CLAVIER BIEN-TEMPÉRÉ : LA VOÛTE PLANTAIRE !

Cher lecteur, sachez que le Do-In naturel des pieds est vieux comme l'humanité :

- Il vous suffit de marcher pieds nus dans l'herbe couverte de rosée du matin, dans la terre fraîche, sur le sable ou encore sur les galets.

À l'occasion de vacances ou de vos week-ends, offrez-vous ce luxe très simple !

Si vous avez un jardin ou même un balcon, vous pouvez créer un parcours santé qui ne vous demandera pas beaucoup d'effort :

- Installez une série de bac que vous remplirez d'un carré de gazon, de terre glaise, de sable et de galets bien ronds, et pourquoi pas un autre avec des petits cailloux et même des coquillages.
- Le matin, effectuez quelques aller et retour sur votre chemin personnel !

Vous aurez ainsi le plaisir de stimuler naturellement **le fonctionnement de vos reins**, si importants pour accroître votre puissance d'action mais aussi renforcer votre Intestin Grêle, responsable de l'assimilation efficace des aliments ingérés !

Commençons, voulez-vous !

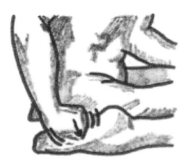

- Installez-vous en position Seisa, même si vous n'avez pas l'habitude de la pratiquer !

- N'hésitez pas à glisser un coussin sous votre fessier pour vous sentir plus confortable.
- Puis avec le poing à demi-fermé, vous allez frapper la totalité de la voûte plantaire de l'extrémité jusqu'au talon, puis du talon jusqu'à vos doigts de pied.
- Effectuez cette promenade une quinzaine de fois !
- Puis passez à l'autre pied.

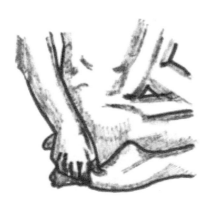

- **Toujours dans la même position, vous pétrissez avec la pulpe du pouce votre voûte plantaire en profondeur, point par point**. Ce qui signifie que vous déplacez votre pouce de façon à masser le point adjacent, sans qu'il reste un espace entre le massage du point précédent et du point actuel !
- Massez du centre vers la périphérie dans un mouvement en spirale.
- Vous pouvez aussi effectuer ce Do-In en divisant en 3 parties le pied, la partie avant vers les doigts de pieds, la voûte elle-même, puis le talon, vous n'oublierez aucun point de cette manière !

Vous protégerez ainsi votre corps des risques d'arthrose et singulièrement l'arthrose du pied, et vous lutterez efficacement contre toutes les formes de rhumatisme !

Sachez enfin que dans le creux de la voûte plantaire, situé dans la dépression en V formé par le muscles de l'avant du pied, se trouve un point que les chinois appelle : "Source Bouillonnante".

- C'est un des principaux points d'entrée et de sortie d'énergie du corps humain.
- Vous traiterez efficacement les coups de chaleur et les syncopes, en stimulant ce point.
- Chez un homme, pour arrêter les vomissements : massez ce point dans le sens contraire des aiguilles d'une montre (vers la gauche).
- Chez une femme : massez ce point dans l'autre sens vers la droite !
- Chez une femme, pour stopper rapidement une diarrhée, massez ce point dans le sens des aiguilles d'une montre (vers la droite).
- Chez un homme, vous masserez vers la gauche pour obtenir le résultat.

Eh oui, certains points particulièrement importants sont polarisés : ce qui signifie qu'ils ne gèrent pas l'énergie Yin et Yang de la même manière si vous êtes une femme ou un homme !

Je n'ai pas le loisir ni le temps de vous faire ici un cours de médecine chinoise, mais gardez cette information dans un coin de votre tête, s'il vous plaît ! Elle vous sera utile dans votre pratique personnelle et individuelle du Do-In longtemps après que vous aurez terminé la lecture de cet ouvrage !

- À l'aide de votre pouce, vous allez presser 3 points sur la ligne interne de votre talon d'Achille, puis sur la crête du talon d'Achille et enfin sur la partie externe de votre talon d'Achille !
- Effectuez ce massage 3 fois de suite sur vos 2 pieds.

Vous allez ainsi contribuer à juguler puis éliminer votre timidité mais aussi le trac.

Ce qui peut être utile en période de concours, de concert ou même en préparation d'une négociation commerciale ou autre.

Par ailleurs, vous stimulez efficacement la fonction sexuelle et l'aspect "désir", ce qu'on appelle communément la libido.

Oui, vos reins aussi seront stimulés et défatigués.

Enfin les douleurs d'origine génitale seront efficacement combattues, que vous soyez une femme ou un homme !

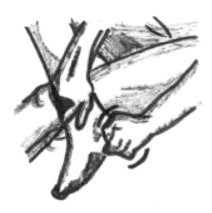

Pour effectuer le dernier massage du Do-In du pied, vous avez besoin de reprendre la position assise en tailleur. Oui, celle du scribe ! Plus exactement, le scribe qui se détend !

- En soutenant votre jambe avec la main libre, massez à pleine paume votre talon, pétrissez-le, puis quand il est bien réchauffé, vous pouvez le percuter avec vos doigts.
- Terminez cet enchaînement Do-In du pied en effectuant quelques torsions douces de l'os du talon dans un sens et dans l'autre. Soyez délicat, vous manipulez une mécanique de précision.

Même la Nasa n'envoie pas dans l'espace des robots aussi perfectionnés que votre pied ! Alors, de la considération et du tact...

- Ce massage entretient la calcification de vos os, favorise le développement osseux chez l'enfant et permet de combattre efficacement les douleurs du pied, les entorses et les douleurs du tendon d'Achille.

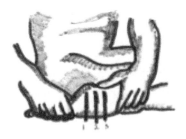

- **Si vous souffrez de sciatique, massez entre votre pouce et votre index le talon d'Achille en montant et en descendant.**

Ce dernier massage est très efficace pour combattre les crampes des membres inférieurs, mais aussi les **maux de têtes et les vertiges !**

LE DESSIN SECRET DE VOS PIEDS !

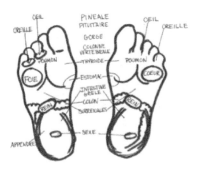

Si vous observez attentivement ce dessin, vous allez vous rendre compte qu'apparaît la division classique qui structure le corps humain :

- Vos orteils portent les organes des sens liés aux activités de traitements d'information de votre cerveau.
- Puis vient la sphère des fonctions d'échanges (poumon-cœur) et des fonctions d'assimilation (estomac et intestin grêles)

- Puis les fonctions d'élimination, de purification et de reproduction.

Si vous poussez plus loin votre observation, vous verrez que sont projetés des points d'énergie en provenance d'un autre type de structure :

Toutes les glandes endocrines, qui sont responsables de la production des hormones et d'un certain nombre de médiateurs agissant sur le système nerveux, apparaissent !

Le système des glandes endocrines est vraiment le centre contrôle occulte de l'ensemble des activités automatiques du corps humains.

Vous comprenez maintenant à quel point ce massage est essentiel et efficace !

Il a le pouvoir de réguler et de stimuler toutes vos fonctions vitales, mais aussi vos rythmes biologiques profonds qui soutiennent la vie de chaque organe, et de chaque cellule dans leurs interactions les unes avec les autres !

- Ami lecteur, n'hésitez pas à parfaire ce Do-In singulier en fonction de votre ressenti et de votre intuition.
- Vous avez d'ores et déjà, un grand nombre de cartes en main pour améliorer et tonifier la qualité d'une vie plus sereine et plus active !

Des pieds qui se promènent seuls, cela ne s'est jamais vu.

Il vous faut donc continuer à explorer les secrets de votre corps profond en remontant le long de vos jambes, toujours dans le sens de l'énergie...

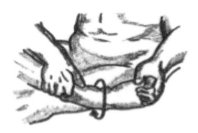

Vous allez reconnaître un mouvement que vous avez effectué dans le Do-In du pied.

- Vous saisissez votre jambe avec votre main homologue (celle qui est du même côté que la jambe que vous allez masser).
- Avec l'autre, vous effectuez une rotation de votre cheville, une bonne dizaine de fois, dans un sens puis dans l'autre !
- Bien entendu, vous travaillez sur une articulation : agissez en conséquence avec tact et en cherchant à accompagner plutôt qu'à la forcer !

Si vous pouvez mettre des téguments et des tissus sous pression sans dangers et avec profit, les articulations, elles, doivent toujours être travaillées dans le sens pour lequel elles ont été conçues !

Et si vous souhaitez améliorer leur souplesse et leur efficacité, avancez pas à pas, étirez-les dans le bon sens (le bon sens !) et ne cherchez jamais à aller trop vite.

Ce qui reste vrai aussi pour les tissus et les organes d'assimilation !

Pourtant, le temps de réponse (le progrès) sera souvent, pas toujours, plus rapide avec les téguments, la peau et les organes souples !

Après tout :

- Le Yin agit une dynamique mouvante et adaptable.
- Alors que le Yang agit une dynamique fixe et résistante !

- Donc les os et les articulations (la structure) sont d'essence Yang alors que les organes d'assimilation et d'élimination sont d'essence Yin !
- Les systèmes nerveux, les glandes endocrines, sont d'essence mixte Yin et Yang comme les muscles !

À quoi la cheville est-elle connectée ?

- Aux oreilles
- La cheville est "le cou du bas du corps" : une cheville souple favorise un cou souple, et l'inverse est vrai.

Cette souplesse caractérise un jugement intellectuel et moral juste, donc solide et souple !

- En massant la cheville (vous pouvez toujours la palper dans ses anfractuosités comme dans ses petites saillies...), **vous facilitez le travail de la vessie et des reins.**

Vous facilitez l'assimilation du bon et vous éliminez le mauvais.

Comme votre jugement, votre corps distingue avec efficacité ce qui est devenu poison de ce qui est devenu nutritif, après avoir été transformé par l'action énergétisante du corps !

LA JAMBE EST PRÉCIEUSE

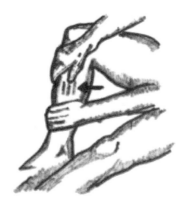

- Massez le sillon qui sépare à l'intérieur de votre jambe le muscle du tibia.
- Pour cela, vous joignez vos 2 pouces et vous montez en partant du bas et en montant tout le long jusqu'au genou.
- Effectuez ce massage 5 fois !

Vous avez ainsi massé un grand nombre de points sur le méridien du foie, et vous avez croisé celui de la vésicule biliaire à 5 doigts au-dessus de la malléole !

Vous avez ainsi contribué à vous prémunir contre les lumbagos et à stimuler l'alchimie vitale du foie.

Si vous avez tendance à produire des "calculs", commencez au milieu de la jambe de façon à ne pas stimuler la vésicule biliaire, responsable de ses concrétions minérales dans le corps humain.

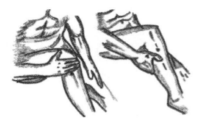

Quand vous avez effectué ce massage sur la face interne de votre jambe, vous passez alors au massage de la face externe.

- Vous allez commencer par stimuler, après l'avoir déchargé ou nettoyé, un point qui se trouve à 4 doigts de la base de votre rotule sur l'extérieur de votre tibia.

C'est le point de la marche par excellence.

Pour les vieux chinois, ce point désigne une distance : 60 km... La distance qu'un homme avec de bonnes jambes peut parcourir en une journée !

En stimulant ce point, vous tonifiez plusieurs méridiens et il agit sur un grand nombre de désordres physiologiques :

- les migraines ;
- les troubles digestifs (aérophagies, flatulences, crampes d'estomac) ;
- l'hypotension ;
- les troubles de l'élocution ;
- les vertiges ;
- les conjonctivites et les rhinopharyngites.

Si vous connaissez des problèmes d'asthénie sérieux (fatigue chronique), vous pouvez stimuler à profit ce point chaque matin au réveil, avant même de pratiquer votre Do-In complet ou partiel.

Enfin, **tous les printemps**, pendant 3 mois, pratiquez la stimulation de ce point, vous accompagnerez ainsi la montée d'énergie de votre corps et contribuerez à préserver votre santé pour l'année à venir !

Pour terminer le Do-In de la face externe de la jambe, en partant de ce point, stimulez par pression directe (sans tourner dans un sens ou dans un autre) les 8 points qui descendent entre le tibia et le muscle.

Chacun de ses points est espacé par la largeur de la pulpe de votre pouce.

Vous traitez ainsi le méridien de l'estomac et favorisez ainsi un appétit adapté à votre constitution. **Ni trop ni trop peu !**

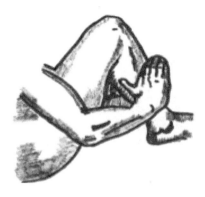

- Vous finissez maintenant le massage de la jambe en travaillant sur votre mollet !
- Commencez par le pétrir en remontant de votre tendon d'Achille jusqu'en dessous de votre genoux. Effectuez ce circuit, 4 à 5 fois. Vous désengorgez ainsi votre mollet du sang qui a tendance à stagner du fait des longues stations assises imposées par notre mode de vie.
- Ensuite, vous pressez fermement votre mollet avec votre pouce en commençant à la largeur de votre paume en dessous de l'intérieur du genou, vous descendez sur l'axe médian de votre mollet sur les 8 points qui se suivent, croisant les méridiens du foie, de la rate et de l'estomac.
- Ces 8 points se distribuent toujours de manière identique. Un point, une largeur de pouce, un point etc.

À la fin de cette série de massage formant le Do-In de la jambe, vous effectuerez les mêmes 4 massages sur votre autre jambe en résistant à l'envie, parfois compréhensible, d'aller plus vite !

Avec ce dernier massage, vous avez contribué à éliminer les sources de crampes, mais aussi et surtout, vous avez favorisé un excellent drainage de votre fonction d'assimilation couplé à votre système d'élimination.

Enfin le point du milieu, le 4e, est excellent pour soigner les sciatiques.

Si ce point résiste comme n'importe quel autre, prenez un peu plus de temps avec lui afin de faire céder pas à pas les douleurs "électriques" résiduelles.

UNE HISTOIRE DE GENOUX

Mon vieux maître, Mme Wang, avait pour coutume de dire : "Quand une articulation se bloque, la parente se bloquera demain".

Que veut-elle dire ?

Si votre cheville se grippe, votre genou et votre hanche ne tarderont pas à souffrir à leur tour !

L'inverse est souvent exact !

Le problème majeur que connaissent les articulations, ce sont **les toxines et les acides**.

Il vous faut les aider à s'en débarrasser et malheureusement le genou est la 1re articulation qui souffre dans le corps humain.

Nous avons tous des amis ou des membres de la famille qui se sont fait opérer des ménisques, parfois très jeunes.

Vous effectuerez donc ce massage avec toute l'attention requise, j'en suis certain !

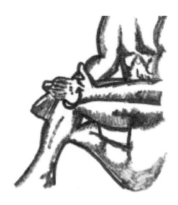

- Commencez par positionner votre jambe comme le montre le dessin.
- Frictionnez les côtés du genou en effectuant un mouvement tournant de part et d'autre.
- Ensuite, avec la paume contraire (celle qui n'est pas du même côté que votre jambe massée), frottez activement la partie haute de votre rotule (en dessous de la cuisse) jusqu'à ce que vous la sentiez vraiment chaude.
- Puis, avec vos 2 pouces que vous placez de part et d'autres de votre rotule, vous allez masser le sillon qui la sépare du reste de votre jambe d'avant en arrière, une vingtaine de fois.
- Puis, vous saisissez votre rotule avec le pouce et l'index de vos 2 mains, les pouces dessus la rotule et les index dans le sillon, et vous exercez une traction vers le haut, comme pour la décoller, une dizaine de fois.
- Après, avec la paume de votre main opposée ou contraire, frictionnez à nouveau rapidement le dessus de votre rotule.

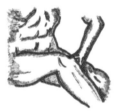 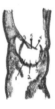

- Enfin, finissez par effectuer 6 pressions à l'inverse des aiguilles d'une montre et en faisant glisser votre pouce de l'extérieur vers l'intérieur, comme indiqué sur les dessins ci-dessus.

Ce massage est très efficace contre les douleurs des genoux, contre la rétention d'eau et l'obésité des jambes, contre les contractures et les faiblesses dans les jambes.

- Vous pouvez aussi presser un point situé sous la rotule, au niveau de la tête du tibia en prévention et en traitement de toute forme de lésions traumatiques ou organiques, comme indiqué sur le 1er dessin ci-dessus.

Je crois que vous avez bien mérité votre repos, mais avant de vous donner rendez-vous, je dois vous rapporter un témoignage très instructif, quant aux massages qui nous ont occupés tout au long de ce chapitre !

TÉMOIGNAGE : COMMENT LÉON A SOIGNÉ SA SCIATIQUE

Léon est un homme actif de presque 70 ans.

Il a été cadre supérieur dans l'industrie de l'énergie pendant toute sa carrière.

Partir à la retraite a été un véritable crève-cœur pour lui.

Ses 4 enfants s'étaient envolés et il s'était séparé de son épouse depuis quelques années déjà.

Et comme il arrive parfois, c'est à ce moment qu'une tragédie le frappa de plein fouet.

Il perdit brutalement la femme qu'il aimait dans une catastrophe aérienne un beau matin d'été, 10 jours après les débuts difficiles de la retraite.

Ce drame personnel le laissa désespéré.

Mais d'un naturel combatif, il refit surface assez rapidement et se jeta à corps perdu dans une activité effrénée.

Il pratiquait la marche à pied sur tous les continents du monde, puis devint bénévole dans une association culturelle et sportive du village dans lequel il venait d'acheter une maison.

Tout semblait aller à nouveau pour le mieux, même si son tempérament colérique et intransigeant éloignait trop souvent ses meilleurs et plus anciens amis. Sans parler de sa famille !

Cet homme aguerri subit un jour une rebuffade à l'occasion d'un conseil d'administration un peu houleux !

On lui signifia très simplement qu'il était prié de rester à sa place et que malgré ses compétences en comptabilité, on pourrait toujours trouver quelqu'un pour faire le travail à sa place.

Oui, cet homme dirige et régente.

Aussi loin que l'on se souvienne de lui, il a toujours fonctionné comme ça.

Habitué à dominer, cet incident mineur provoqua un véritablement bouleversement dans sa vie ! Le lendemain matin, il était cloué au lit avec "le lumbago du siècle" selon son expression.

Son médecin se déplaça dans la matinée et le charria un peu, car cette doctoresse connaissait bien l'individu.

Après les séances de kiné d'usage et la prise d'anti-inflammatoires, il récupéra assez vite mais il ressentait toujours une douleur dans la fesse, s'il se levait trop vite.

Le trekking lui était désormais interdit et les petites promenades qu'on lui autorisait lui laissaient un mauvais goût dans la bouche.

Il fit des recherches sur internet et trouva les références d'un ouvrage sur le Do-In, il l'acheta et se mis à pratiquer avec sérieux comme tout le reste.

Aujourd'hui, il n'est plus seulement apprécié pour ses compétences dans l'association pour laquelle il travaille bénévolement, mais il est aimé pour son humour et sa cordialité.

Un bonheur n'arrivant jamais seul, il a retrouvé, par hasard, une femme qu'il avait connue avant son mariage. Oui, sur un site de rencontre très connu sur internet ! Ils vivent ensemble aujourd'hui !

Son prochain trek ? En Géorgie l'été prochain.

Comment je sais tout ça ?

Mais, je viens de vous parler de mon père. Oui, il a même su se rapprocher de ses 4 enfants, ce qui n'était pas gagné, je vous prie de le croire !

Il nous arrive de pratiquer ensemble le Do-In au bord de la plage, au petit matin, au mois d'août !

Je cours toujours plus vite que lui, mais il marche toujours plus longtemps que moi !

Le lumbago, un souvenir... un bon souvenir en fait !

Cette histoire vécue est pleine d'enseignement et je suis assez fier de mon père, ce qui n'a pas toujours été le cas, loin de là !

Sans tarder, ami lecteur, quels que soient votre âge et votre sexe, continuez votre lecture et développez, vous aussi, un vrai talent pour maintenir et accroître votre état de forme physique et psychique, sans oublier la sphère sentimentale !

Comme chacun d'entre nous, vous avez le droit au meilleur... de vous-même comme d'autrui !

8

L'ABOUTISSEMENT DE L'ENCHAÎNEMENT DU GRAND DO-IN

Cher lecteur, vous allez finaliser la découverte de tous les Do-In dans ce chapitre, puis je vous donnerai un aperçu de la circulation des 14 méridiens Yin et Yang dans votre corps.

Ce chapitre est donc particulièrement important pour terminer de connaître en détail la marche à suivre pour pratiquer efficacement chacun des Do-In !

Après le massage des genoux, vous allez maintenant découvrir le Do-In des cuisses.

LA CIRCULATION ÉNERGÉTIQUE DANS LES CUISSES

Dans notre civilisation, le massage des cuisses revêt une importance capitale !

Pourquoi ?

La position assise provoque une tension permanente dans les jambes, ce qui a pour conséquence de raccourcir les muscles des cuisses, ce qui en retour accroît les problèmes de tensions dans les cuisses et par contrecoup dans les hanches et dans le dos.

Afin de préparer des massages efficaces des hanches et du dos, je compte sur vous pour soigner ce Do-In très gratifiant car particulièrement énergétisant et relaxant !

- Un 1er point : ce massage se pratique au sol comme les
- Do-In des pieds et des jambes !

2 POSITIONS DE DÉPART SONT AUSSI EFFICACES L'UNE QUE L'AUTRE :

- Soit vous vous asseyez en tailleur (position du scribe ou du lotus, adaptée à vos possibilités, sans oublier votre confort : un coussin peut être nécessaire)

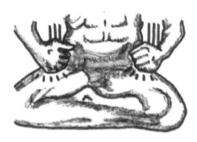

- Soit vous vous asseyez jambes ouvertes et semi-pliées devant vous !
- En partant du pli de l'aine, vous allez percuter à l'aide de **la partie externe des poings fermés, la face avant de vos jambes, en descendant, puis en remontant**, 3 fois. Vous stimulez ainsi efficacement **votre méridien Estomac**.
- Ensuite dans la même position, vous allez effectuer le même massage, toujours en partant de l'aine, en percutant avec souplesse l'intérieur de vos cuisses. Vous effectuez ce circuit 3 fois. **Vous drainez et stimulez le fonctionnement du foie avec efficacité, mais aussi les méridiens de la rate, du pancréas et des reins.**

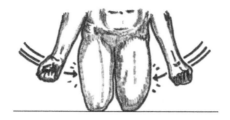

- Comme sur le dessin, vous changez de position afin d'être assis sur vos talons, et n'oubliez pas le coussin si nécessaire.
- Vous percutez avec l'extérieur de vos poings l'extérieur de vos cuisses, en descendant de l'articulation de la hanche vers le bas de votre cuisse, puis vous remontez. Vous effectuez ce trajet 3 fois ou plus si vous sentez des tensions sur cette face externe.
- Pour plus de surface de percussion et de souplesse dans vos frappes, vous pouvez utiliser la face intérieure de vos poings, à demi-fermés.

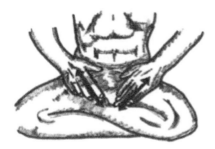

- Enfin, vous reprenez la position du tailleur, et avec vos 3 grands doigts, vous massez l'aine dans un sens et dans l'autre. Effectuez ce massage sans trop appuyer car il y a des ganglions lymphatiques dans cette région.

Privilégiez donc un massage surtout énergétique... **Ce qui signifie effectivement de ne pas oublier de vous charger les mains avant ce Do-In, et même pendant !**

Cet ensemble de Do-In va assouplir puis renforcer toute cette partie de votre corps.

La fonction rein, comme le suggère notre langue maternelle, conditionne votre puissance de vie, votre ardeur au travail mais aussi votre libido.

Je ne crois pas avoir besoin de vous motiver pour que vous pratiquiez ce Do-In avec tout le soin nécessaire, car les bénéfices en seront immédiats !

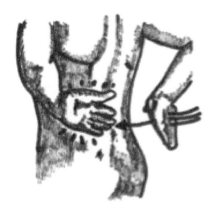

- Commencez par vous installer assis sur vos talons, le dos droit, en utilisant la respiration ventrale.
- Comme indiqué sur le dessin, percutez tout le bas de votre dos avec l'extérieur de vos 2 mains, en commençant à la jonction de vos lobes fessiers pour remonter jusqu'au milieu du dos, puis redescendez. Effectuez ce circuit une dizaine de fois jusqu'à ce que le bas de votre dos soit bien chaud.
- Ensuite, effectuez le même massage en vous focalisant sur la zone des reins proprement dit. Frappez en rythme, à gauche puis à droite, une dizaine de fois cette partie du bas de votre dos.

Vous avez ainsi stimulé efficacement le foie, la vésicule biliaire, la rate, l'estomac et toutes les fonctions d'élimination du rein et de la vessie.

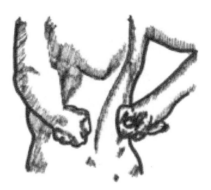

- Comme indiqué sur le dessin, pliez vos majeurs en les bloquant avec vos pouces et effectuez une pression tournante sur la zone de vos reins en montant un peu puis en redescendant. N'hésitez pas à appuyer de plus en plus fort à mesure que le creux sacro-iliaque sera réchauffé et de plus en plus souple !

Ce massage peut prendre de 5 à 7 minutes. Si vous n'avez pas ce temps devant vous, les 2 premiers massages seront suffisants pour échauffer et harmoniser vos reins !

Sachez que cet aspect du Do-In des reins est particulièrement efficace pour prévenir et soigner les problèmes de sciatique !

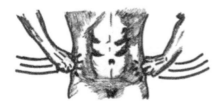

- Pour finir ce Do-In, vous allez percuter de plus en plus franchement la dépression que vous pouvez repérer aux centres extérieurs de vos hanches. Effectuez une dizaine de percussions, et sachez que vous pouvez monter à 20 percussions si vous avez régulièrement des douleurs musculaires ou osseuses dans les hanches.

Ce massage est aussi indiqué pour combattre les règles irrégulières et les douleurs spasmodiques de l'utérus chez la femme mais aussi les inflammations des testicules et les dysfonctionnements de la prostate chez l'homme !

Les infections urinaires et les problèmes d'énurésies qui surviennent souvent quand l'âge avance seront également soulagés, puis éradiqués si vous pratiquez régulièrement cet aspect du Do-In des reins et des hanches !

Si vous ne pouvez supporter ce massage, ayez la sagesse de consulter un médecin spécialisé.

Un problème traité à temps est souvent garant d'un pronostic favorable et gagnant.

- Vous pouvez avoir intérêt à effectuer des massages doux sur ces points ou ces zones en privilégiant un massage soutenu à un massage énergétique et mécanique !

Oui, pour préparer une intervention chirurgicale ou une prise médicamenteuse régulière, il sera très utile d'harmoniser la circulation énergétique de cette partie de votre corps...

- Agissez alors avec tact en vous chargeant les mains au niveau du hara, plusieurs fois pendant que vous pratiquez vos massages de surface avec les paumes chargées en énergie.

Si vous avez un bon équilibre de vos reins et de vos hanches, vous pouvez terminer ce massage par un Do-In gymnique et postural :

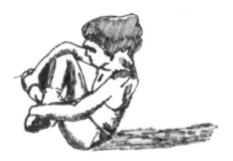

- Vous vous asseyez en tailleur, vous remontez les genoux contre la poitrine et vous saisissez vos pieds avec vos mains : vous êtes alors posé sur votre coccyx !

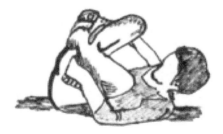

- Puis effectuez une dizaine de roulades d'avant en arrière sur votre dos.

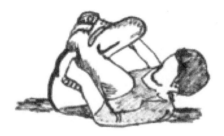

- Puis revenez dans la position de départ, en tenant quelques instants sur votre coccyx.

Ce Do-In est particulièrement puissant car il masse votre méridien de la vessie et il a donc la capacité à parfaire votre action sur les fonctions d'élimination, mais aussi sur le bon fonctionnement de vos organes génitaux.

Enfin, la position arrêtée finale renforce votre hara et en conséquence la jauge de votre énergie vitale.

Cependant, si vous n'êtes pas assez souple ou tonique, contentez-vous des 3 premiers massages indiqués, puis quand vous aurez trouvé un équilibre et un tonus plus grand, vous pourrez à votre tour effectuer cet aspect du Do-In avec profit.

LE COCCYX COMMUNIQUE AVEC LE CERVEAU

Avant de finir l'enchaînement du grand Do-In par le Do-In du ventre, vous allez pouvoir renforcer votre coccyx qui est en relation directe avec l'autre bout de votre colonne vertébrale, à savoir votre cerveau !

Jacques Rofidal nous fait remarquer que bon nombre de céphalées proviennent d'un mauvais placement du coccyx.

- Vous vous asseyez sur vos genoux et sur vos talons, puis vous ouvrez vos pieds de façon à laisser descendre votre bassin et vos fessiers entre vos talons jusqu'au sol.

Oui, si le sol est trop loin, vous pouvez glisser un annuaire téléphonique ou le volume d'un dictionnaire entre vos jambes de façon à avoir une surface dure et résistante pour asseoir votre coccyx !

- Avec tous le poids de votre corps, vous allez taper en rythme votre coccyx sur le sol ou sur le support rehausseur choisi, aussi longtemps que vous le voulez. **Commencez sans**

frapper trop fort, même si vous avez besoin de contracter le bas du dos et le bas de votre ventre, puis relâchez votre geste à mesure que vous prenez confiance.

- Terminez cet exercice rythmique et postural en vous relaxant quelques instants, en conservant la position et votre coccyx en contact avec le support ou le sol.

LE VENTRE : LE CENTRE DE LA SPIRALE ÉNERGÉTIQUE

Le Do-In du ventre est le dernier enchaînement du grand

Do-In. En cela, il est particulièrement important.

En effet, la spirale d'énergie en provenance du ciel (Yang) et en provenance de la terre (Yin) se rencontre et se redistribue dans tout votre organisme physique, émotionnel et spirituel.

Votre ventre est réellement le centre de votre être global !

TECHNIQUE DE MASSAGE DU VENTRE

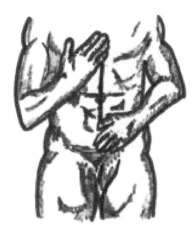

- Commencez par vous positionner sur vos genoux et vos talons, puis après vous être chargé les mains, effectuez
- un va-et-vient rapide entre votre pubis et votre plexus solaire. Vous effectuez ce trajet une quinzaine de fois.

Ce massage a pour conséquence de libérer vos intestins et de stimuler votre vessie.

- Puis, effectuez le même massage en positionnant la paume de vos mains de chaque côté de votre ventre.
- Quand tout votre ventre est correctement échauffé, passez au massage suivant.

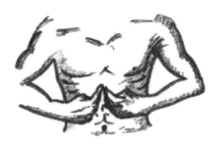

- Positionnez vos 2 mains face à votre estomac, les doigts tendus et effectuez une pression ferme dans le creux de votre estomac juste sous le plexus solaire !
- La 1re doit être modéré, puis à mesure que votre paroi stomacale s'assouplit, vous pouvez appuyer plus fermement jusqu'à 5 ou 6 fois.

Les bénéfices d'une telle pratique ?

- Vous allez ainsi relaxer profondément votre estomac en favorisant son irrigation sanguine. Vous luttez efficacement contre l'acidité gastrique, les risques d'ulcères et l'aérophagie.
- Vous stimulez votre pancréas et donc une bonne gestion de l'apport nécessaire en sucre, et vous luttez contre les risques de diabète.
- Vous fortifiez aussi la région péri-cardiaque et vous pouvez favoriser la disparition des douleurs cardiaques !
- Vous soulagez vos lombaires en provoquant une détente profonde de tout votre ventre.

Bien entendu, effectuez ce massage hors des périodes de digestion ou en fin de digestion !

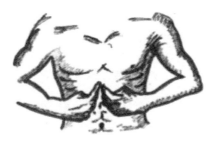

- Toujours installé sur vos genoux et vos talons, inspirez profondément en introduisant vos 3 grands doigts sous vos côtes.
- Puis vous expirez alors que vous vous penchez en avant jusqu'à faire toucher votre front sur le sol.
- Ensuite, massez avec le bout de vos doigts les tissus sous vos côtes : vous pouvez opérer des petites rotations du bout de vos doigts pour favoriser la dispersion de l'énergie stagnante.
- Enfin, en inspirant doucement, vous vous relevez avec fluidité !

Vous pouvez effectuer cet aspect du Do-In du ventre 2 ou 3 fois, mais une fois peut suffire !

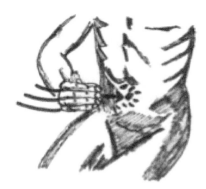

- Reprenez votre position sur les genoux et placez votre main en coquille face à votre nombril pour effectuer une dizaine de percussions, pas trop fortes, sur la région de votre nombril.
- Si vous avez le sentiment de devoir vous attarder, effectuez à nouveau une dizaine de percussions supplémentaires, à l'aide de votre autre main.

Vous vous libérez ainsi des gaz et des ballonnements intestinaux.

- Vous pouvez terminer ce massage en caressant dans le sens des aiguilles d'une montre, tout votre ventre et particulièrement le circuit des intestins.
- N'oubliez pas, avant cela, de bien vous charger les mains !

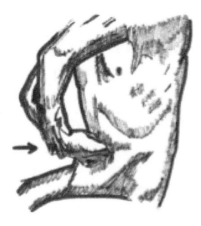

- À 2 doigts sous votre nombril, vous allez effectuer une pression de plus en plus forte comme montrée sur le dessin. Aidez-vous de votre main libre pour assurer votre pression.
- Vous appuyez, puis gardez la pression quelques secondes et vous relâchez. **Vous effectuez 5 fois ce massage essentiel qui stimule l'un des points les plus importants du méridien central de votre ventre : le vaisseau conception**.
- Effectuez le même massage 2 doigts plus bas au niveau de votre vessie en appuyant moins fort.
- Enfin à un doigt vers le pubis, vous trouvez votre hara que vous pourrez stimuler à loisir une dizaine de fois avec la même technique, sans appuyer trop fort, contrairement au 1er point !
- Terminez ce Do-In du bas ventre, en massant une dizaine de fois votre ventre dans le sens contraire des aiguilles d'une montre puis une dizaine de fois dans le sens des aiguilles d'une montre. **Vous dessinez donc une spirale du centre vers l'extérieur, puis une spirale de l'extérieur vers le centre**.
- Vous aurez ainsi dissipé les énergies stagnantes puis favorisé une harmonisation de toutes les fonctions vitales localisées dans la région abdominale !

Après avoir pratiqué 1 semaine ou 2 ce Do-In, vous observerez une évolution bénéfique :

- La région de l'estomac sera plus souple et la région du bas ventre plus ferme et plus tonique. Ce seront les signes indiscutables que l'énergie Yin et Yang se répartit harmonieusement dans votre ventre.
- Une vitalité sexuelle accrue ainsi qu'une digestion plus profonde et plus efficace vous permettront de prendre toujours la vie du bon côté, car avec le sommeil ce sont les fonctions 1res de tout être humain durant toute sa vie d'adulte...

LE DOS : LA NOBLESSE DE L'ÊTRE HUMAIN

Le Do-In du dos n'appartient pas au grand Do-In pour 2 raisons :

- Vous avez déjà pratiqué sur vos épaules et sur vos reins un Do-In direct et efficace pour favoriser la circulation Yang de votre organisme.
- La grande spirale d'énergie qui s'enracine dans le ventre en provenance du ciel et de la terre se distribue ensuite dans tout l'organisme.

Conséquence de quoi, le ventre est le dernier Do-In qui doit être effectué dans le cadre de l'enchaînement du grand Do-In ou Do-In complet.

Cependant, les conditions d'existences contemporaines sont rudes pour la santé de votre colonne vertébrale et de votre dos.

Il peut être très utile à la suite de votre Do-In complet d'effectuer quelques exercices pour renforcer et assouplir le maintien efficace de votre dos !

Comment faire ?

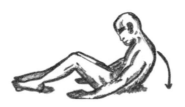

- Vous vous asseyez, jambes repliées, la voûte plantaire sur le sol, puis vous vous laissez aller vers le sol, en arrondissant le dos de façon à poser chaque vertèbre sur le sol l'une après l'autre. Aidez-vous des coudes et des avant-bras pour descendre aussi doucement que possible.
- Une fois votre corps étendu, allongez les jambes en les écartant à la largeur de votre bassin.

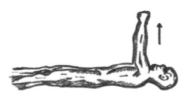

- Dressez vos bras en saisissant l'un de vos poignets, puis tirez les bras au maximum vers le ciel pour dégager les épaules et coller la partie centrale de votre dos au sol.

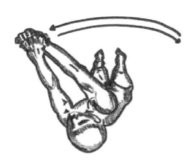

- Vous prenez appui sur vos talons et vous commencez à faire basculer votre bassin vers les côtés, puis dans le même mouvement, les épaules et la tête de gauche à droite et de droite à gauche.
- Effectuez ce mouvement 5 ou 6 fois en reprenant votre position de départ à chaque fois.

Pour compléter cet enchaînement du Do-In du dos, vous allez pratiquer le même type d'exercices, mais en plus tonifiant encore !

- Très simplement, vous allez imiter nos amis les animaux lorsqu'ils se frottent le dos sur le sol.
- À l'aide de l'enfant qui vit toujours en vous, vous allez vous amuser à vous frotter le dos dans tous les sens, d'avant en arrière et en basculant sur les côtés.
- **Pour cela, vous remarquez qu'il vous est utile de lever les jambes et les bras mais surtout laissez-vous guider par votre intuition.** Et amusez-vous, et ne réprimez pas un rire, il est l'un des Do-In naturels que l'homme a toujours pratiqués !
- Pour parfaire ce massage, revenez à la position allongée, puis soulevez votre dos en poussant sur vos jambes de façon à ce que vos épaules et vos omoplates soit en contact avec le sol, puis massez cette partie haute du dos en élevant et abaissant vos jambes, une petite dizaine de fois ou moins si vos jambes fatiguent !

Vous verrez qu'avec un peu de pratique, ce massage est très efficace pour stimuler votre vitalité générale (rein et vessie) mais aussi pour vous débarrasser des tensions en provenance du fonctionnement mental et du stress.

BIEN FINIR : UNE BONNE RELAXATION

Que vous ayez fini votre grand Do-In par le massage du ventre ou que vous lui ayez adjoint judicieusement ce dernier Do-In très ludique et agréable, **vous devez toujours finir votre Do-In par une bonne relaxation.**

Il est possible que vous ayez d'excellentes techniques de relaxation à pratiquer.

Mais je me permets de vous proposer l'une d'entre elle qui a l'avantage d'être en parfaite adéquation avec l'exercice du Do-In complet.

Procédez ainsi :

- **Vous vous installez confortablement sur le dos, bras et jambes écartés, puis vous les soulevez légèrement en les poussant le plus loin possible vers l'extérieur et en contractant tout le corps aussi fort que vous pouvez.**
- Relâchez votre mise sous tension progressivement.
- Respirez calmement une trentaine de secondes, puis reprenez ce cycle de tension (Yang) et de détente (Yin) 2 fois encore !

Ensuite, vous devez vous reposer quelques minutes, l'esprit vide, puis vous vous relevez et vous reprenez vos activités.

Lorsque vous pratiquez les 1res fois un Do-In complet, il est possible que vous ressentiez de la fatigue, **une bonne fatigue** qui peut vous inciter à faire un somme au moment de la relaxation.

En ce cas, n'oubliez pas d'avoir à portée de main une couverture pour vous couvrir et effectuer le quart d'heure de sieste dont votre corps peut avoir besoin.

Vous vous lèverez ensuite frais et dispo !

Si enfin, vous avez la bonne idée de pratiquer le Do-In complet au petit matin à jeun, avant vos ablutions, **comme il est vivement recommandé**, prenez ensuite une douche tiède – à la température du corps !

Vous ne devez jamais prendre un bain ou douche trop chaud afin de ne pas perturber l'équilibre énergétique que vous avez optimisé grâce à votre Do-In !

L'idéal serait même de prendre une douche froide.

Essayez en été alors qu'il fait bon dès le matin, c'est excellent !

En hiver, vous pouvez même vous passer les pieds sous l'eau froide, et vous verrez, vous n'aurez pas froid de toute la journée.

Si vous ne voyez pas pourquoi, je vous invite à revoir votre Do-In du pied et la raison vous paraîtra lumineuse !

Il vous reste quelques informations à connaître concernant la disposition des méridiens dans le corps afin que vous puissiez optimiser les Do-In de chaque partie du corps, et améliorer ainsi l'efficacité des Do-In qui vous correspondent le mieux à l'heure actuelle.

Comme vous l'avez compris, le grand Do-In porte tous ses fruits surtout si vous avez le bon sens de le pratiquer en entier.

Au début, cela prendra un peu de temps, jusqu'à 2 heures mais en quelques semaines, selon votre rythme personnel, vous pourrez l'effectuer en une heure !

Ce qui ne vous empêchera pas de pratiquer ponctuellement au cours de la journée et même en soirée un Do-In plutôt qu'un autre, pour tonifier ou reposer telle ou telle partie de votre corps qui attire votre attention !

Et surtout, vous allez apprendre à repérer les rythmes d'énergie Yin et Yang qui varient au cours d'une journée, mais aussi d'une semaine, d'une année et même tout au long de la vie !

9

À LA RECHERCHE DES MÉRIDIENS DANS VOS MASSAGES DO-IN

Maintenant que vous avez terminé le 1er cycle du grand Do-In, il peut vous être utile de connaître les chemins d'énergie ou méridiens qui irriguent les diverses parties du corps.

Cette lecture guidera sans doute votre approche intuitive et raisonnée des enchaînements Do-In.

Ainsi vous pourrez vous reporter aux informations et aux descriptions de ces méridiens, afin d'insister sur tel ou tel Do-In vous correspondant plus profondément.

Sachez qu'il s'agit d'une initiation pour compléter votre pratique constante et patiente du Do-In qui peut vous donner envie d'approfondir, à certaines périodes, un Do-In plus adapté et plus pertinent à votre réalité.

Mais sachez que votre ressenti sera toujours votre véritable guide dans l'exercice régulier et très plaisant du Do-In.

Je vais maintenant vous exposer aussi précisément et rapidement que possible le tracé et la fonction de chaque méridien qui sillonne votre corps.

Maintenant que vous n'êtes plus un néophyte sur votre propre chemin Do-In, vous verrez que ces informations pourront vous aider à visualiser ou à comprendre ce que votre pratique raisonnée et intuitive vous laisse voir puis vous permet de maîtriser !

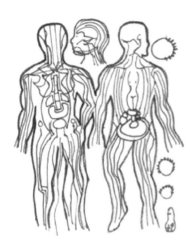

LES 2 MÉRIDIENS CENTRAUX

Le 1ᵉʳ méridien se nomme : **Le vaisseau conception**.

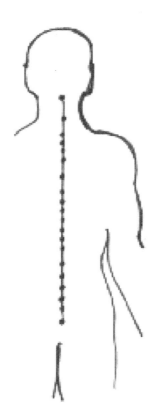

- Il commence au périnée, il remonte par la ligne médiane du pubis, de l'abdomen, du thorax et du cou et il se termine au-dessus du menton dans le creux au milieu de votre gencive inférieure.
- C'est le 1er méridien qui structure la vie humaine au moment du développement du fœtus et il harmonise tous les méridiens Yin ensemble.

Voici quelques exemples de pathologies que vous pourrez travailler consciemment quand vous effectuez vos Do-In sur et autour de cette ligne médiane :

- Toutes les douleurs abdominales en rapport avec les organes sexuels, pertes blanches ou rouges, douleurs de règles, constipation, stérilité (chez l'homme ou la femme).

- Douleurs qui partent du bras et remontent vers le cœur.
- Hémorroïdes, fièvres intermittentes, vomissements de sang, toux, rétention d'urine, gorge enflée.
- Abdomen et zone thoracique douloureux, accident vasculaire avec lombalgies. Sensation de froid au ventre, tendance à la constipation.

Le second méridien se nomme le **Vaisseau Gouverneur** :

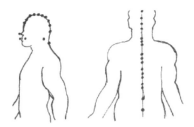

- Il commence à la pointe du coccyx et remonte toute la colonne vertébrale sur la ligne médiane, il continue jusqu'au sommet du crâne pour redescendre par l'arrête du nez pour finir sur votre mâchoire supérieure entre vos 2 incisives.
- Il orchestre tous les méridiens Yang et assure la maintenance de votre structure, à savoir votre colonne vertébrale. Il conserve et concentre les énergies anciennes (celles qui vous viennent des générations antérieures !)

Le massage du coccyx et des hanches, des épaules mais aussi le Do-In singulier du dos sont tous très efficaces pour stimuler ce méridien.

Une information importante !

Quand ce méridien est déchargé et que l'énergie Yang ne circule pas bien, il est d'usage de dire que ce méridien est "vide".

Les symptômes sont simples à reconnaître : Vous avez la tête vide et des lourdeurs au niveau du crâne, bien souvent vous aurez besoin d'uriner trop souvent !

Ce méridien peut être trop chargé en énergie qui stagne. On dit alors que le méridien est "plein".

Les symptômes en sont : des contractures dans le dos, telles que le haut du dos part vers l'arrière et les reins se cambrent exagérément.

Le massage du dos est alors tout indiqué.

LES 12 MÉRIDIENS SYMÉTRIQUES

Rapidement, nous allons voir les 12 symétriques, ce qui signifie, comme vous l'avez déjà compris, qu'ils se distribuent de part et d'autre de la ligne médiane séparant le corps.

C'est pourquoi, je vous ai régulièrement parlé de point symétrique ou de parcours symétrique : il s'agit toujours de traiter les 2 parties du corps avec autant de soin que possible !

Le 1ᵉʳ méridien Yin est celui du Poumon

(Alors que l'organe poumon est yang !)

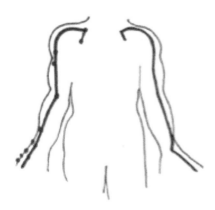

Il commence au milieu de votre 2ᵉ côte sous le sein, remonte jusqu'aux ganglions sous l'épaule, descend par la face interne de l'épaule, il suit le milieu de la face interne du bras, puis il emprunte la gouttière radiale pour finir en dehors de l'ongle du pouce.

Si votre poumon est vide, vous avez le souffle court, des urines abondantes, vous avez tendance à maigrir ou à perdre vos cheveux, à avoir la peau sèche et vous êtes sensibles aux infections virales et microbiennes. **Stimulez le point du pouce que vous connaissez et pratiquez plusieurs fois par jour le Do-In de la respiration**.

Tous les problèmes de poumons, mais aussi toutes les affections du nez et de la gorge et enfin de la peau sont en relation avec le poumon et son méridien énergétique :

- Si vous connaissez une fragilité, n'hésitez pas à pratiquer plus précisément les Do-In de la main, du bras, des épaules et de la respiration.
- Si par contre, vous connaissez des douleurs thoraciques, des toux et des crachats ou simplement une respiration forte, n'abusez pas de ces massages et travaillez à l'économie de façon à chercher à harmoniser le fonctionnement de votre poumon sans trop le stimuler.

Le 1er méridien Yang est celui du Gros Intestin

(L'organe, lui, est Yin !)

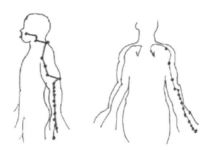

Il commence à l'extérieur de votre index, il suit le bord extérieur de l'avant bras, il passe par la face externe du coude, puis continue sur le bord externe du bras.

Il continue sur l'épaule, puis au-dessus de la clavicule, continue sur le côté du cou, traverse la joue, entre dans le maxillaire inférieure ressort par la lèvre supérieure et va terminer sa course dans le sillon naso-labial du côté antagoniste (pas du côté par lequel il est arrivé !).

Si ce méridien n'est pas assez chargé, vous observerez ces tendances :

- diarrhée chronique
- borborygmes et ventre douloureux
- tremblements de la main (pouce et index)
- froid et frisson
- impossibilité de se tenir debout

Si par contre il est plein et trop chargé, vous observerez ces tendances plus ou moins marquées :

- constipation
- soif
- langue pâteuse
- sclérotique (blanc des yeux) jaune
- angine, douleur des dents, douleur de l'épaule

Les massages de la main, des bras du cou et du visage sont alors particulièrement conseillés, sans oublier le dernier Do-In, celui du ventre, qui agira mécaniquement et aidera à charger et décharger à distance ce méridien.

Si vous êtes particulièrement sagace, vous avez pu remarquer que ce méridien n'est pas en contact direct avec son organe.

En effet, c'est le vaisseau conception qui assure la liaison énergétique et "informationnelle" !

POUMON YIN ET GROS INTESTIN YANG FONT LA PAIRE !

- Comme le méridien poumon et le méridien du gros intestin sont en relation étroite, **sachez que quand l'un sera trop plein, l'autre sera trop vide ou déchargé.**

Votre Do-In complet vous permet de toujours traiter les méridiens les uns avec les autres.

Cependant, si vous avez besoin de pratiquer un Do-In allégé ou partiel, **massez toujours les zones en synergie.**

- **Dans le contexte de ces 2 méridiens, le massage des mains, des bras et du visage sera particulièrement indiqué !**

Vous effectuerez par vous-même ce type de constatation très naturellement pour les autres couples de méridiens Yin et Yang que je vais maintenant vous soumettre !

LE 2^E MÉRIDIEN YIN EST LE MÉRIDIEN DE LA RATE ET DU PANCRÉAS

(Organes Yang)

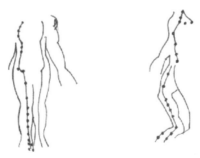

Il commence sur l'angle externe du gros orteil, monte le long de l'intérieur du tibia, puis le long de la face interne de la cuisse, il traverse par le côté du ventre, puis par l'extérieur de la cage thoracique, il culmine à l'extrémité de la 2e côte pour au milieu de la 6e côte sous le bras !

Si ce méridien est déchargé, vous pouvez observer une tendance à diverses manifestations :

- diarrhée, indigestion, peu d'appétit
- fatigue générale et teint jaunâtre
- lèvres sèches
- fatigue mentale
- mélancolie ou épisodes dépressifs

Si, part contre, il fonctionne en surrégime, vous observerez souvent :

- des douleurs abdominales et de la constipation
- une lourdeur dans les 4 membres
- une tendance à maigrir tout en mangeant bien
- de la rumination mentale

LE 2ᴱ MÉRIDIEN YANG EST CELUI DE L'ESTOMAC

(Organe Yin)

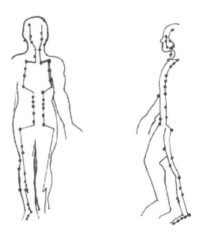

Ce méridien, bien qu'il soit Yang, circule sur la face interne du corps.

- Voici son parcours : il commence au milieu du rebord inférieur de l'orbite de l'œil, il traverse la mâchoire inférieure, le cou sur sa face externe, il suit en remontant un tiers de clavicule, puis il traverse la poitrine, il passe sur le bord externe du pubis, traverse le haut de la cuisse vers l'extérieur, descend la face externe de la cuisse, contourne la rotule par l'extérieur, descend le tibia, au milieu il remonte sur 2 pouces vers l'extérieur de la jambe, puis descend la jambe pour terminer au coin externe de votre 2ᵉ orteil (vers le gros orteil).

Si le méridien est vide, vous aurez tendance à observer une ou plusieurs de ces manifestations :

- poitrine gonflée
- appétit faible
- tendance à l'indigestion
- diarrhées avec matières non digérées
- dépression
- idées noires avec envies suicidaires

Si, par contre, il est plein, vous pourrez observer un ou plusieurs symptômes :

- douleurs au ventre dues à de l'acidité
- gonflement de la zone de l'estomac
- renvois nauséabonds
- constipation
- tendance à la saturation mentale
- instabilité émotionnelle
- crises de colères et d'hystérie disproportionnées

Souvenez-vous que si votre méridien Rate-Pancréas et trop chargée, votre méridien Estomac aura tendance à être vide.

Le contraire est également vrai.

Les Do-In des pieds, des jambes, du ventre, du buste et des épaules seront particulièrement adaptés pour réguler ces 2 méridiens Rate-Pancréas et Estomac !

LE 3^E MÉRIDIEN YIN EST CELUI DU CŒUR

(L'organe lui est Yang !)

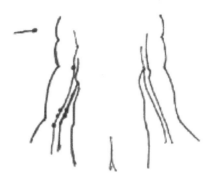

Il débute sous le bras au milieu de l'articulation, il se dirige vers le bras pour descendre le bord interne du bras, il passe par l'arrière du pli du coude, continue le long de la face interne de l'avant-bras, puis il longe le bord externe de l'auriculaire (vers les autres doigts) pour finir au bout intérieur du doigt (côté pulpe).

S'il est trop déchargé ou vide, vous observerez l'une ou l'autre de ses manifestations :

- teint pâle
- palpitations et sueurs froides
- tendance à la perte de connaissance et aux actes automatiques
- chagrin et lassitude.

Si, par contre, il est trop plein, vous observerez certains de ces symptômes :

- teint rouge
- gêne au niveau de la poitrine avec sensation de piqûres d'aiguilles
- saignements de nez
- humeur très joyeuse quel que soit le contexte et la situation
- tendance à une certaine grossièreté

LE 3ᴱ MÉRIDIEN YANG EST CELUI DE L'INTESTIN GRÊLE

(L'organe est Yin !)

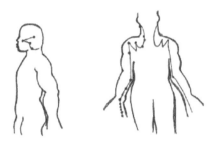

Il débute sur l'ongle externe de l'auriculaire, il monte en suivant le tranchant de la main, et celui de l'avant-bras, puis du bras, il passe par le pli de l'aisselle et traverse l'omoplate, et en en suivant les bords internes, monte à l'extérieur du cou, traverse la mâchoire et termine sa course en avant de l'oreille juste au-dessus de la pommette.

Si ce méridien Yang est vide, vous observerez l'une ou l'autre de ces manifestations :

- douleurs autour du nombril
- borborygmes en provenance du ventre
- urines claires et abondantes
- difficultés à apprendre et à comprendre ce qui est appris.

À l'inverse, si ce méridien est trop plein, vous observerez inévitablement l'un ou l'autre de ces symptômes :

- douleurs abdominales irradiant dans le dos
- douleurs de l'œsophage
- congestion des maxillaires inférieurs et du cou
- instabilité mentale et difficulté à se concentrer.

LE 4ᴱ MÉRIDIEN YIN EST CELUI DU REIN

(L'organe lui est Yang !)

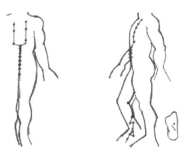

Il commence par un point sur la voûte plantaire, au milieu, entre le 2ᵉ et le 3ᵉ petit orteil à 3 ou 4 doigts du bout de votre pied. Il passe par la face interne du pied, monte à travers l'intérieur de la jambe puis de la cuisse, puis le pli de l'aine, il passe en parallèle du vaisseau conception à droite ou à gauche (sans croiser), puis il remonte entre les côtes à travers le sternum. Il aboutit au bord inférieur de la clavicule.

Si vous avez un méridien Rein dévitalisé, vous observerez l'un ou l'autre de ces symptômes :

- besoin d'uriner fréquemment
- transpiration abondante
- tendance à la diarrhée
- pieds froids

Si vous avez un méridien Rein surchargé, vous observerez l'une ou l'autre de ces manifestations :

- douleurs dans la région lombaire
- paralysies plus ou moins partiels
- souffle court ;
- œdème
- tâches cutanées sombres

LE 4ᴱ MÉRIDIEN YANG EST CELUI DE LA VESSIE

(L'organe lui est Yin !)

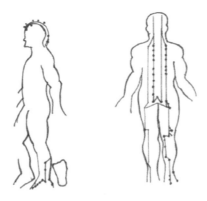

Le parcours de ce méridien est plus complexe que les autres.

Il commence à l'angle interne de l'œil (le 1ᵉʳ point de votre Do-In de l'œil !), il monte sur le crâne et en passant sur la nuque, il se divise en 2 branches :

- La branche interne descend verticalement en suivant un trajet parallèle au rachis (l'ensemble de la colonne vertébrale), il arrive sur le lobe fessier, remonte sur le coccyx, redescend sur la fossette de la fesse, remonte vers l'intérieur pour redescendre en travers de la cuisse vers l'os externe de l'articulation du genou. Il revient sur 2 doigts d'épaisseur vers le centre de l'articulation, descend par le milieu du mollet jusqu'à son mi-point pour revenir vers l'extérieur. Il descend ensuite à l'extérieur du mollet jusqu'au pied ; il irrigue le bord externe du talon, puis l'extérieur du pied et se termine sur le bord externe du petit doigt de pied.

- La branche externe effectue un trajet parallèle au trajet interne à 2 doigts d'épaisseur vers l'extérieur, il rejoint le trajet interne au niveau de la fossette au cœur du globe fessier !

Si votre méridien Vessie est déchargé, vous observerez l'une ou l'autre de ces manifestations :

- incontinence d'urine
- mictions fréquentes
- urines claires ;
- saignements de nez.

Si, par contre, il est trop chargé, vous observerez :

- des douleurs de la tête et du dos
- des ballonnements
- des spasmes musculaires...

LE 5ᴱ MÉRIDIEN YIN EST CELUI DU MAÎTRE CŒUR

(Les tissus musculaires péri-cardiaques sont Yang !)

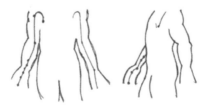

Il commence au point situé au 4ᵉ espace intercostal sur le bord supérieur de la 5ᵉ côte à 2 doigts à l'extérieur du mamelon. Il monte vers le creux de l'épaule puis descend à l'intérieur du bras pour passer par la face interne du coude, puis il circule au milieu du bras pour traverser le poignet et la face interne de la main et finir à l'angle externe du majeur.

Si ce méridien est vide, vous observerez tout ou partie de ces symptômes :

- tensions et raideurs dans le cou et la nuque
- angoisses violentes et soudaines.

Si, à l'inverse, il est trop plein, vous observerez sans doute :

- les paumes et les mains chaudes
- le teint rouge
- des palpitations
- une euphorie irrépressible provoquant "le rire idiot"
- une sensation de plénitude dans la poitrine

LE 5ᴱ MÉRIDIEN YANG EST LE TRIPLE RÉCHAUFFEUR

(Pas d'organe mais ce méridien dirige l'épanouissement optimum des tissus conjonctifs humides Yin) !

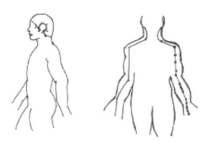

Il commence à l'angle interne de votre annulaire, il remonte par le travers sur la face externe de votre main puis de votre poignet, puis de votre avant-bras entre le radius et le cubitus. Il passe ensuite sur la face externe de l'épaule ; il remonte ensuite par la face externe du cou, traverse le muscle mastoïde, il contourne le pavillon externe de l'oreille et se termine au-dessus de l'extrémité du sourcil.

Si ce méridien – qui entretient des relations privilégiées de soutien avec le méridien du cœur et de l'intestin grêle, et équilibre l'action du Maître Cœur – est vide, vous pouvez observer ces symptômes :

- paralysie du coude, de l'épaule, de l'auriculaire et de l'annulaire
- frilosité extrême
- tendance franche à la surdité.

Si, par contre, il est trop plein, vous observerez :

- des bourdonnements d'oreilles qui peuvent aller jusqu'aux acouphènes
- des angines à répétition
- des douleurs lancinantes à l'angle externe de l'oreille
- des douleurs de l'épaule

LE 6ᴱ MÉRIDIEN YIN EST LE MÉRIDIEN DU FOIE

(L'organe est Yang !)

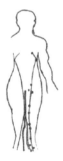 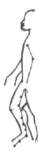

Il commence à l'angle externe du pouce du gros orteil, monte sur la face dorsale du pied (le dessus) et passe en avant de la malléole interne. Il remonte le long de l'intérieur du tibia puis la face interne de la cuisse pour traverser l'aine. Il traverse le ventre pour finir dans le 6e espace intercostal, 3 doigts à l'extérieur du mamelon et 2 doigts en-dessous la ligne du mamelon.

Si votre méridien Foie est déchargé, vous observerez :

- des démangeaisons
- des spasmes
- une dilatation du bas ventre
- des diarrhées
- une baisse de l'acuité visuelle

Si par contre ce méridien est trop chargé, vous pouvez observer :

- des colères à répétition
- des flatulences
- des vomissements ou des renvois
- des érections douloureuses et brutales ou une hyperexcitabilité de la vulve et du clitoris

LE 6^E ET DERNIER MÉRIDIEN YANG EST CELUI DE LA VÉSICULE BILIAIRE

(L'organe est Yin !)

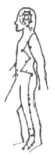 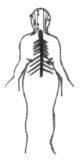

Il commence à l'angle externe de l'orbite, descend jusqu'au lobule de l'oreille, remonte vers la tempe, contourne l'oreille plus largement que le Triple Réchauffeur. Il revient ensuite vers le front pour redescendre un doigt plus loin vers la nuque. Il descend la partie latérale du cou, descend vers l'épaule, passe dessus pour descendre dans l'aisselle. Il longe la paroi latérale du buste et de l'abdomen pour venir traverser la hanche. Il descend tout le long de la face externe de la jambe, passe devant la malléole externe, sur le dessus du pied pour se terminer à l'angle externe du 4e orteil.

Si votre méridien de la vésicule biliaire est vide, vous observerez :

- des accès de paralysie des jambes
- des vertiges et des éblouissements
- une tendance à être amer et à se plaindre
- un manque de courage évident
- de la timidité...

Si ce méridien est trop plein, vous observerez l'un ou l'autre de ces symptômes :

- goût amer dans la bouche
- besoin de soupirer fréquemment
- teint poussiéreux
- fièvres intermittentes
- contractures le long du méridien

10

QUELQUES CONSEILS POUR BIEN PRATIQUER L'ENCHAÎNEMENT DU GRAND DO-IN

Cet avant-dernier chapitre doit vous permettre de réviser les fondamentaux concernant l'enchaînement du grand Do-In.

Il ne remplacera pas chacune des étapes de votre découverte progressive, mais vous permettra d'avoir un guide très court pour vous permettre de visualiser l'enchaînement global dans son dynamisme.

Ensuite, vous découvrirez avec plaisir les cycles Yin et Yang qui vous animent au cours du temps, en synergie avec les cycles de la nature.

Ces informations importantes vous permettront d'ancrer votre Do-In dans votre quotidien et de le relayer avec les

Do-In naturels que sont l'action de se nourrir, l'art de bien récupérer et votre capacité à agir juste !

PRÉPARATION DE VOTRE OUTIL DE MASSAGE

Pour bien effectuer le Do-In complet, il faut commencer par préparer votre outil d'action !

Chargez vos mains

Je vous rappelle que vous avez intérêt à charger vos mains en face du hara, à 4 doigts en-dessous du nombril.

Vous pouvez les charger en face de votre cœur mais aussi à l'aplomb de votre tête. Cette dernière façon sera très utile pour pratiquer votre Do-In du soir. Il vous permettra de provoquer un sommeil court et réparateur.

Massez vos mains, vos poignets et vos bras

Effectuez ce massage avec beaucoup d'application car vous savez maintenant que vous réveillez ainsi l'énergie en vous et favorisez la circulation d'énergie en provenance de vos poumons et de votre cœur.

Vous commencez à stimuler l'énergie en la faisant remonter vers vos gros intestins et votre intestin grêle.

Et vous savez aussi que dans la paume de vos mains sont localisés des points qui concerne tous vos organes !

Si vous n'avez pas beaucoup de temps, effectuez au moins une fois par jour ce massage.

DE HAUT EN BAS

Une fois vos outils à portée de main

Ordre de l'enchaînement du grand Do-In :

- Le crâne : Un excellent outil de stimulation de toutes vos fonctions vitales, mais aussi pour diagnostiquer les Do-In que vous devrez approfondir si certains points sont douloureux.
- Le visage : Là encore tout votre corps projette son schéma profond sur votre visage. En haut, vers le front, tout ce qui concerne la vie intellectuel, au centre ce qui soutient et

exprime la vie affective et émotionnelle, vers le bas ce qui concerne l'élimination et la vie sexuelle !

Sans compter que ce massage est excellent pour réveiller la peau du visage et défatiguer vos traits.

Les esthéticiennes pratiquent souvent un Do-In naturel sans le savoir !

- Les oreilles : C'est un des Do-In les plus simples et les plus efficaces.

Il peut être pratiqué plusieurs fois par jour y compris pour vous relaxer ou vous préparer à un rendez-vous important !

- La nuque : Concentre les tensions, **elle doit être quotidiennement massée en période de stress.** Elle favorise la détente et le tonus du cœur ! **Ce massage traite efficacement les céphalées, les torticolis et les insomnies.**
- Le cou : Il vous permet de rajeunir si vous savez y faire attention et le détendre en profondeur ! Contracter pour mieux détendre est son mot d'ordre !
- Les épaules : Tout le corps y est encore projeté, **mais vous défatiguerez et stimulerez efficacement les intestins, le foie et l'estomac.**

Vous éliminerez **les tensions d'origine émotionnelle** et vous stimulerez avec à propos **votre rate,** ce qui renforcera **votre système immunitaire et améliorera la répartition des liquides dans votre corps !**

- Entre les omoplates : **Vous favoriserez l'amélioration de vos capacités intellectuelles et vous évacuerez les tensions émotionnelles en favorisant votre tonus général !** Oui, ce Do-In est un peu difficile mais il mérite que vous vous y attachiez avec patience !

- La poitrine : **Vous reposerez et stimulerez vos poumons, vous développerez votre faculté à respirer profondément, la respiration est un Do-In primordial comme celui des mains.** Vous renforcerez aussi votre **cœur** mais aussi l'estomac et votre **vésicule biliaire**, organes tous primordiaux pour vous procurer un sentiment **de joie et de bien-être quotidien.**
- Les respirations : J'y reviens car c'est **un Do-In interne** qui peut lui aussi être pratiqué plusieurs fois par jour pour vous défatiguer et améliorer **votre relationnel et votre capacité à convaincre !**
- La taille : Le Do-In de la taille facilite **le drainage du foie et des intestins** mais facilite plus encore **l'équilibre de vos organes sexuels et de vos reins.**

Très utile pour vous détendre et combattre les douleurs dans le bas-ventre, il vous aidera à améliorer **votre puissance de vie.**

ET DE BAS EN HAUT

- Les pieds : N'oubliez pas de passer de la taille au pied en prenant le temps d'effectuer quelques assouplissements pour réveiller vos jambes et vos cuisses avant de passer à ce Do-In essentiel.

Il est l'un des plus puissants comme le savent très bien les praticiens de la réflexologie.

Soignez-les car vous stimulerez toute la descente d'énergie Yang dans votre corps, comme toute la remontée d'énergie Yin vers vos organes Yang.

Le Do-In des pieds est sans doute le Do-In le plus énergétisant et relaxant !

N'oubliez pas de masser vos chevilles, l'autre cou, ce qui est capital pour la **santé pérenne de vos articulations !**

- **Les jambes** : Votre mollet permet de **détoxiner le rein, la rate, le foie et l'intestin grêle, puis de stimuler celui de la vessie et de l'estomac.**

N'oubliez pas que si vous ne marchez pas suffisamment, ce Do-In est primordial pour détoxiner et stimuler tout votre corps. Si vous êtes sportif, ce massage vous évitera les petits ennuis usuels !

- **Les genoux** : Ici encore, un centre d'énergie, **l'un des plus importants pour le corps,** les articulations doivent être explorées et détoxinées au moins 2 fois par semaine si vous ne pratiquez pas le Do-In global au quotidien !

Votre estomac et votre foie vous en remercieront !

- **Les cuisses** : La position assise est fatale pour nos cuisses, les muscles souffrent et sont souvent trop contractés.

Si vous pratiquez une profession qui nécessite de rester assis à la journée, pratiquez ce Do-In spécifique tous les jours !

Si vous êtes une femme, vous favoriserez une régulation douce de votre cycle menstruel et vous stimulerez votre libido.

Si vous êtes un homme, vous éviterez les problèmes à la prostate et vous aiguillonnerez votre libido.

- **Les reins et le dos** : **En pratiquant le Do-In de la région des reins, non seulement vous stimulerez votre vie sexuelle mais vous préviendrez les problèmes de lumbago et de sciatique, et enfin vous favoriserez une élimination harmonieuse.**
- **Le coccyx** : **N'oubliez pas de stimuler vos fonctions cérébrales en le travaillant quelques minutes par jour...**

- Ventre : Comme le Do-In des mains et des pieds, il est l'un des 3 Do-In capitaux !

L'énergie Yin et Yang s'embrassent au niveau de votre Hara mais aussi au niveau du plexus solaire.

Il n'est pas très long à pratiquer et un Do-In court, mais très efficace, peut donc comprendre un Do-In des mains puis de la tête, sans oublier la nuque et le cou, puis des pieds et enfin du ventre.

- **Massage au sol : N'oubliez pas ce Do-In singulier du dos pour vous relaxer en profondeur et accroître votre puissance générale !!!**
- **Relaxation : Dès que vous pratiquez un enchaînement de plusieurs Do-In, effectuez toujours une courte relaxation pour laisser le temps à votre corps de profiter de l'harmonisation énergétique.**

L'ALTERNANCE YIN ET YANG

Pratiquer le Do-In au quotidien est la manière la plus simple et efficace pour vous relier au grand cycle de l'énergie naturelle.

Les quelques éléments que vous aurez plaisir à découvrir en sont les conséquences pratiques.

Nous irons d'un bon pas car vous êtes maintenant tout à fait prêt à accueillir ses vérités profondes.

Ces quelques éléments vont vous permettre dès aujourd'hui de poursuivre votre Do-In singulier dans tous les domaines de votre vie.

Comment favoriser simplement l'assimilation et l'élimination ?

En respectant très simplement le rythme quotidien de l'énergie Yin et Yang.

L'énergie Yin est à son sommet à minuit.

L'énergie Yang à midi !

En conséquence, vous aurez intérêt à commencer votre nuit de sommeil vers 22h et vous pourrez vous réveiller vers 4 heures ou 6 heures du matin ! C'est à cette période que les organes ont besoin de récupérer en se reposant mais aussi en faisant le silence énergétique.

Vous aurez aussi tout intérêt à prendre votre repas principal entre 10h et midi, période de l'apogée de l'énergie active Yang.

Les cycles de l'énergie : le jour et la nuit

Pour mieux comprendre cette notion de cycle d'énergie, il vous faut sortir de l'opposition positif-négatif.

C'est très simple : les 2 formes que prend l'énergie unique ont chacune un moment de plénitude et un moment de repos, l'énergie Yin (passive et expansive) comme l'énergie Yang (active et concentrée.).

Vous vous souvenez que vos organes ont une polarité, mais que les méridiens qui les irriguent et les informent chacun ont la polarité inverse.

- À 4 heures du matin, le poumon qui est un organe Yang a bénéficié de l'apogée de l'énergie Yin 4 heures plus tôt, à minuit.

C'est donc l'heure idéal pour faire des exercices de respiration favorisant le réveil et une purification mentale comme physique !

Oui, les moines chrétiens, bouddhistes mais aussi les mystiques hébraïques et les soufis musulmans connaissent intimement cette réalité et ils commencent leur journée à cette heure précise.

- À 6 heures du matin, le gros intestin qui est Yin bénéficie de la montée de l'énergie Yang qui a débuté vers minuit.

Il est donc prêt à accomplir sa fonction d'élimination.

C'est donc l'heure de l'élimination physique et par synergie, mentale aussi !

- À 8 heures du matin, l'estomac Yin bénéficie de la pleine croissance de l'énergie Yang, il est donc prêt pour se sustenter en éléments en provenance de la terre.
- À 10 heures, la rate et le pancréas, qui sont Yang, bénéficient du repos de la force Yin pour pouvoir agir en distribuant au mieux l'énergie dans tout votre corps.

Leur action Yang est soutenue par la baisse de stimulation Yin.

En clair, la digestion s'effectue au mieux !

- À midi, le cœur, qui est un organe Yin, bénéficie de l'apogée du cycle Yang, en conséquence, vous pouvez exercer une activité physique et, bien entendu, vous restaurer !

Et manger est une activité physique coûteuse en énergie, qui profite au corps d'une manière optimum entre 8 heures et 14 heures. Après, des collations peuvent être nécessaires, mais plus de repas copieux.

Oui, si vous avez des problèmes de surcharges pondérales, vous saurez utiliser cette information à bon escient !

- À 14 heures, l'intestin grêle entre dans la danse.

Organe Yin, il bénéficie de la baisse l'énergie Yang pour effectuer son œuvre, il peut assimiler et trier le bon du mauvais, au maximum de ses capacités.

- À 16 heures, la vessie qui est yin bénéficie de la montée de l'énergie Yin et du déclin de l'énergie Yang, les liquides seront donc purifiés pour intégrer le sang.
- À 18 heures, les reins qui sont Yang ont pu concentrer cette énergie et peuvent la distribuer sous forme Yin, donc en montant, pour irriguer les fonctions supérieures en énergie et en désir !
- À 20 heures, les fonctions de conservation de la vie ayant été effectuées, la femme et l'homme sont disponibles pour donner la vie ou, s'ils le préfèrent, pour ensemencer leur esprit avec des réflexions et une activité intellectuelle intense !

C'est le méridien Maître Cœur qui, par sa polarité Yin, favorise cette puissance d'expansion pour la conservation de l'espèce comme pour l'exploration du monde avec l'esprit.

- À 22 heures, le triple réchauffeur agit comme un commutateur qui permet au corps de s'adapter à la nuit et au sommeil : il régule la température du corps et favorise la mise en repos de tous les organes qui ont beaucoup travaillé toute la journée.

Ce maître d'œuvre de toutes les glandes hormonales est Yin et bénéficie donc de la montée vers l'apogée du cycle d'énergie Yin.

- À minuit, la vésicule biliaire Yang est irriguée par l'apogée du cycle Yin, elle peut synthétiser tous les éléments intégrés au cours de la journée pour permettre leur distribution à travers l'action du foie et du cœur.

On en est alors au cœur d'une œuvre alchimique qui transforme le matériel en spirituel.

Tout cela d'une manière totalement automatique !!! Votre mémoire profonde travaille à cette heure...

- À 2 heures du matin, alors que votre corps est profondément endormi, le foie Yin bénéficie de la douce régression du cycle Yin et du réveil du cycle Yang, et le métabolisme profond de votre organisme fonctionne alors à plein régime.

LES DO-IN DE SAISONS

Maintenant, il peut être utile de vous faire une représentation de ces cycles Yin et Yang au cours d'une année.

Au printemps, l'énergie Yin est en pleine phase descendante alors que l'énergie Yang est en pleine phase ascendante :

- **Peu avant le printemps en mars, effectuez un travail de purification sur vos poumons en accentuant vos Do-In du torse et de la respiration.**

Vous pouvez aussi pratiquer des massages aux huiles essentielles (de romarin ou de camphre).

Sachez que vous favoriserez ainsi la santé de votre peau et votre dynamisme intellectuel qui sont des fonctions en synergie avec le poumon.

- **Au début du printemps, vous aurez intérêt à effectuer quelques jours de jeûne, afin de favoriser la purification du gros intestin.**

Votre corps sera alors disponible pour avoir de l'appétit à la mesure de l'année solaire qui s'ouvre à vous.

Vous pourrez ainsi favoriser tout type de changement dans la vie que vous menez !

Le poumon et le gros intestin forment un couple 1er dans la vie de l'homme, et ils sont soutenus par le goût piquant : oignon, ail, radis et poivre seront à utiliser plus encore à cette période de l'année pour renforcer la vitalité de ces organes.

- **À la mi-mai, un Do-In plus centré sur l'estomac pourra vous être utile.**

Cet organe qui bénéficie de la montée de l'énergie Yang en été doit être encouragé avant qu'il commence à consommer les 1ers fruits de saison sans provoquer de l'acidité.

Un régime de 3 jours consécutifs à base de riz à l'eau et d'oignon cuit peut être profitable à cette période de l'année !

Vous favoriserez ainsi l'élaboration intellectuelle : oui, exercer votre pensée nécessite de savoir composer avec les informations et les idées et celui qui s'organise autour de ce que vous mangez, c'est l'estomac.

Le mental et l'estomac ont donc maille à partir pour le pire parfois et pour le meilleur avec le Do-In !

La rate et le pancréas, étant dépendants du fonctionnement de l'estomac, seront encouragés si vous pratiquez un Do-In centré sur l'estomac et le dessous des côtes en mai, juin et juillet.

Au mois de juillet et août, soutenez le cœur et l'intestin grêle par un Do-In approprié du buste, de la respiration et des membres supérieurs et inférieurs.

Vous pouvez le soutenir par une alimentation raisonnablement carnée centrée sur les fruits et légumes de saison et vous pouvez réduire au maximum l'apport en glucide lent (pain, pomme de terre, riz...).

Attention aux abus d'alcool à cette période de l'année, comme en hiver d'ailleurs.

Aux mois de septembre et octobre, vous pourrez centrer vos Do-In sur les reins et la vessie, donc sur les hanches, le bas de votre dos et les membres inférieurs.

Après la période d'activité maximale (oui, les vacances ou les moissons en tout genre !!!), il est utile de reposer et de soutenir vos fonctions d'élimination.

Une cure de raisin de quelques jours peut être indiquée aussi.

Des tisanes comme la bruyère, l'aubier de tilleul et la camomille peuvent compléter votre Do-In de saison.

Vous renforcerez avec toutes ces formes de Do-In votre résistance aux 1res attaques virales et microbiennes de l'année.

- Fin octobre et en novembre, **vous pourrez utilement centrer vos Do-In sur le foie et la vésicule biliaire en effectuant des Do-In plus intenses sur les mains et les membres supérieurs mais aussi sur les pieds !**

La fumeterre et la bourrache vous aideront à purifier l'activité des 2 organes et leur permettront de résister aux indigestions et aux gastro-entérites !

Les soupes de saison à bases de potiron, oignon, pomme de terre sont aussi toutes indiquées, sans oublier la base de l'alimentation européenne depuis longtemps déjà : les choux et les châtaignes.

Vous pourrez indirectement contribuer ainsi au bien-être de vos yeux et de votre musculature à une période où le soleil ne distribue plus son énergie stimulante.

- **Avant Noël, vous pourrez soutenir l'activité du Triple Réchauffeur qui adapte votre corps aux conditions rigoureuses de l'hiver et qui stimule votre système immunitaire en centrant vos Do-In sur les mains, les bras, les épaules, le cou et le visage en insistant sur les tempes et la région des oreilles.**

Les huiles essentielles à mettre sur l'oreiller comme dans votre mouchoir et derrière vos oreilles chaque matin stimuleront efficacement votre Triple Réchauffeur dans sa fonction d'adaptation et de protection de l'organisme : **la lavande, le romarin, le ravintsara et le myrte vert.**

1 ou 2 gouttes au maximum en dilution dans de l'huile d'amande douce si vous voulez effectuer un Do-In à même la peau ou protéger votre cou ou vos bronches !

Attention aux risques d'irritation, voire de brûlures !

- **Pendant les mois d'hiver au début de l'année civile, il peut être utile de soutenir le <u>Maître Cœur</u> dans sa relation avec le rein et la vessie.**

Centrez votre Do-In sur les reins, le dos et votre ventre !

Attention aux conséquences des excès pendant les vacances de Noël pour votre cœur !

Un régime moins carné, centré sur les fèves, les lentilles, et les racines (carottes, navets...) sera excellent en agrémentant vos plats avec des piments 1 ou 2 fois par semaine.

Le gingembre, excellente plante racine, peut être adjoint aux thés de Noël qui sont alors accessibles sur internet ou dans vos boutiques préférées.

Oui le thé est un excellent antioxydant, et la 1re source de trouble des organes génitaux comme des poumons sont les radicaux libres qui se développent avec l'âge et les conditions climatiques.

Si vous êtes une femme, veillez à consommer suffisamment de fer car le thé ne favorise pas son assimilation.

La luzerne, la spiruline et les lentilles sont de bons moyens d'en ingérer suffisamment ainsi qu'un peu de viande rouge (bœuf ou canard) ou le foie de génisse.

Les cures de sels minéraux plus que de vitamines peuvent aider votre corps à finir l'hiver au mieux de ces capacités et sans tomber malade.

- Un dernier point encore : il est naturel pour votre corps de faire une grippe à l'entrée de l'hiver et une rhinite au printemps, car cela participe d'une purification naturelle de votre corps.

Par contre, en pratiquant le Do-In régulièrement vous pourrez éviter les bronchites et toutes les infections bactériennes et virales hivernales.

Et si vous êtes touché, vous observerez que votre corps se défend beaucoup mieux et vous aurez plus rarement recours aux anti-biotiques !

- Enfin à chaque changement de saison, pendant une journée ou 2, ne consommer que du riz et son eau sera excellent pour maintenir votre système digestif au top de sa forme !

LE GRAND-ÂGE ET LE DO-IN

Quand une personne prend de l'âge, son énergie vitale à tendance à décliner, il est donc nécessaire de la stimuler en favorisant l'exercice physique, la rencontre avec les amis et les autres générations...

Le Do-In pratiqué régulièrement stimule les organes et ralentit le phénomène de vieillissement.

Pour être efficace, il devra être pratiqué en entier **en insistant sur les reins, le ventre, les mains, les bras et les oreilles.**

Pour ce qui concerne les membres inférieurs, il peut être très utile tant que la souplesse le permet.

Ensuite, il sera conseillé de demander un massage à une personne de votre entourage formé au Do-In, car c'est très agréable et particulièrement bénéfique pour les articulations.

PRATIQUER LE DO-IN SUR AUTRUI

Quand vous aurez finalisé votre cycle de formation au Do-In, vous pourrez effectuer ce Do-In sur vos proches avec beaucoup de bonheur.

Pour cela, il suffira de leur expliquer ce que vous allez faire, puis de garder le silence pendant votre intervention.

Vous pouvez effectuer ce Do-In en suivant ces quelques indications très simples :

- Faites allonger la personne sur le dos, bras et jambes légèrement écartées.
- Après vous être chargé les mains, effectuez une dizaine de passes en partant de la tête vers les pieds, puis des pieds vers la tête.
- Ensuite, commencez par un Do-In des mains comme vous l'effectuez sur vous-même, ni trop rapidement ni trop lentement
- Sans oublier les articulations, effectuez le Do-In des bras dans le sens de l'énergie, en privilégiant les pressions avec les paumes et les doigts de vos mains. Ne cherchez pas à remonter le long des méridiens avec vos doigts, mais agissez sur la zone dans sa globalité !
- Placez-vous ensuite à la tête de la personne pour pratiquer le Do-In du crâne en utilisant le bout de vos doigts : **pas de percussion.**
- La personne ne doit pas avoir à faire d'effort, donc vous glisserez vos mains sous la tête pour pétrir l'arrière de son crâne.
- Insistez ensuite sur les oreilles, puis sur les tempes, le front, les yeux (paumes en coquille pour chauffer la zone oculaire...

puis vos doigts, sans insister sur les points comme vous le faites sur vous-même !), le nez, les joues et les pommettes, la bouches avec 2 doigts, le menton et le maxillaire inférieur.

- Évitez le cou mais attardez-vous sur la nuque et la base du crâne en glissant vos mains sous la tête. Tirez sans excès avec fermeté !
- Traitez la cage thoracique du centre vers l'extérieur, en effectuant des pressions avec la paume de la main en suivant le rythme de la respiration de la personne qui reçoit votre Do-In. N'oubliez pas la face des épaules et les creux des clavicules à soulager avec votre pouce pour l'essentiel !
- Ensuite, passez aux pieds !
- Mettez-vous debout et soulevez les 2 jambes pour les tirer vers vous 4 ou 5 fois.
- Reposez-les sans heurts puis saisissez le pied gauche si vous effectuez ce Do-In sur une femme et l'inverse sur un homme.
- Réchauffez le pied par des frottements rapides et fermes sur le dessus du pied en remontant vers le tibia puis sous la plante des pieds, du talon aux doigts de pieds, puis des doigts vers le talon.
- Attachez-vous à la plante du pied en vous asseyant en tailleur de façon à être confortable pendant votre massage.
- Pratiquez tranquillement en massant chaque point du pied après avoir détendu les doigts de pieds.
- Passez à l'autre pied.
- Puis les chevilles.
- Vous traiterez le dessus des jambes en vous installant perpendiculairement, et en effectuant des pressions enveloppantes (avec les paumes et les doigts) en montant jusqu'en haut des cuisses.
- Insistez sur les genoux en fouillant l'articulation avec votre pouce et votre index.
- Ensuite, faites basculer la personne sur le ventre avec son aide. Moins elle se mobilise, plus elle s'abandonne, plus votre Do-In sera puissant et efficace !

- N'oubliez pas de vous recharger les mains !
- Placez-vous à côté des épaules côté gauche si c'est une femme et côté droit si c'est un homme.
- Effectuez des pressions en partant du centre juste en-dessous de la nuque pour aller à droite puis à gauche, puis descendez toujours par le centre et effectuez à nouveau le circuit vers l'extérieur du corps.
- Derrière les poumons, n'hésitez pas à appuyer vos 2 mains en prise l'une avec l'autre pour accentuer votre force. **Si vous êtes très fort, restez dans le domaine du raisonnable et ayez toujours conscience du corps singulier qui s'offre à votre massage (son âge, sa fragilité ou sa force, et bien entendu son sexe !)**
- Continuez ainsi jusqu'aux fesses si vous connaissez bien la personne et qu'il n'y pas d'ambigüité, sinon arrêtez-vous dans le bas des reins.
- Avec votre main en coquille, vous allez chauffer la région du sacrum pendant quelques minutes en effectuant une légère rotation vers la gauche puis vers la droite.
- Vous effectuerez les mêmes Do-In chauffant avec vos mains sur les reins. Quelques minutes aussi.
- Ensuite, vous vous replacez du côté des jambes et vous les massez en descendant avec la méthode de pressions enveloppantes.
- N'oubliez pas de charger vos mains.
- Insistez sur l'arrière des genoux en pressant progressivement l'articulation, vous effectuerez le même massage en montant sur le talon d'Achille et en massant les points de part et d'autre avec tous vos doigts et la paume enveloppant l'autre partie de la cheville. Agissez avec tact et fermeté pour ne pas provoquer de chatouilles.
- Terminez cet enchaînement en tirant à nouveau les pieds en les soulevant du sol modérément.
- Puis allez à la tête, rechargez vos mains et demandez à la personne de basculer tranquillement sur le dos. Étirez alors

avec fermeté et délicatesse la tête en la soulevant légèrement du sol.

- Faites ensuite jouer sa nuque en balançant très doucement la tête d'une main vers l'autre et retour, comme une vague. Prenez votre temps, vous potentialisez le Do-In que vous allez bientôt terminer.
- Ensuite, dirigez-vous vers le ventre et rechargez **vos mains toujours en face de votre hara !**
- Effectuez un mouvement en spirale dans le sens contraire des aiguilles d'une montre, du centre du ventre vers l'extérieur, pendant une minute avec votre main gauche.
- Puis, avec la main droite, effectuez le mouvement inverse, de la périphérie vers le hara, pendant 2 minutes ou plus.
- Puis, effectuez 10 pressions avec la main sur la zone de l'estomac, puis au-dessus du nombril, puis juste en dessous, puis enfin 4 pressions longues et assez puissantes au niveau du bas-ventre.
- Ne tournez pas, contentez-vous d'appuyer avec toute la paume de votre main.
- Terminez ce Do-In en effectuant 10 passes des pieds à la tête et 10 passes de la tête aux pieds !
- Couvrez la personne et laissez-la se reposer.

Je vous conseille ce Do-In très gratifiant pour vous-même comme pour votre parent dès que vous vous sentez en confiance dans la pratique personnelle de votre grand Do-In !

Il sera très apprécié et donnera le désir de pratiquer le Do-In à la personne qui l'a reçu.

Par contre, permettez-moi d'insister sur un détail important : ce Do-In utilise très peu la stimulation directe des points, sauf en ce qui concerne le pied. **Pourtant, il est très puissant !**

Ne vous aventurez pas à traiter un point plutôt qu'un autre, au risque de provoquer des désordres énergétiques très désagréables !!!

La puissance des pressions combinée à la charge de vos mains est très efficace. Vous le constaterez aux réactions de la 1re personne que vous masserez.

Cher lecteur, nous arrivons presque au terme de notre ouvrage, et je vous félicite pour votre constance et le sérieux avec lequel vous pratiquez et commencez à maîtriser l'enchaînement du grand Do-In.

Il me reste à vous communiquer quelques points d'urgence qui seront très utiles pour vous et vos proches.

11

COMMENT PORTER SECOURS AVEC LE BOUT DE VOS DOIGTS ?

P our finir cet ouvrage sur un sujet autant pratique que passionnant, je vous propose de découvrir 6 points pour traiter les douleurs ou les accidents les plus courants.

Cette technique, appelée Ji-Jo par les chinois anciens, n'est rien d'autre qu'un Do-In ponctuel pour répondre à des situations d'urgence.

Elle obéit aux mêmes règles :

- Polarisation de l'énergie Yang.
- Traitement sous forme de massage d'un point situé sur un méridien d'énergie.

LES DOULEURS ONT DES RAISONS QUE LE CORPS CONNAÎT

Votre cheminement Do-In est suffisamment avancé pour que vous sachiez avec certitude qu'une douleur ou un accident n'est jamais tout à fait "innocent".

Il vous renseigne sur une fragilité qui n'est rien d'autre qu'un déséquilibre énergétique.

Le Ji-Jo vous permet de traiter un symptôme en débloquant un méridien d'énergie et de le stimuler en un point particulier reconnu pour son efficacité rapide et sûre.

DOULEURS PONCTUELLES

Dans les cas où vous souffrez d'une douleur ou d'un problème ponctuel, le Ji-Jo sera particulièrement efficace.

Pour autant, vous aurez intérêt, si vous l'utilisez sur vous-même, à traiter le segment du corps en souffrance par un Do-In plus appuyé durant les 3 jours qui suivent votre intervention Ji-Jo.

Vous éviterez ainsi toute forme de traumatisme ou de mémoire négative dans la ou les parties de votre corps qui ont connu un problème.

DOULEURS CHRONIQUES

Vous vous rendrez compte que le Ji-Jo peut être très utile dans le cas de douleurs ou de soucis de santé chroniques.

Cependant, quelle qu'en soit la cause ou la nature, un souci de santé chronique ne doit jamais être laissé en l'état.

Ayez la sagesse de consulter votre médecin de famille et effectuez tous les examens nécessaires.

Ensuite, en accord avec votre médecin formé à l'énergétique chinoise, vous pourrez accentuer ou au contraire réduire tel ou tel enchaînement du Do-In.

Oui, le Do-In est aussi une école quotidienne de responsabilité vis-à-vis de vous-même comme de vos proches !

SOULAGER N'EST PAS GUÉRIR

Permettez-moi d'insister une dernière fois : le Ji-Jo n'est pas une thérapeutique définitive alors que le Do-In est un véritable chemin de santé et de bien-être quotidien, et ce, sur le long terme. Bien entendu, vous ne devez jamais oublier les quelques contre-indications que nous avons vues ensemble.

Même si vous êtes satisfait par le résultat rapide que vous connaîtrez inévitablement, n'oubliez pas de faire le nécessaire pour vérifier qu'il n'y a plus de risque de complication ou d'aggravation ailleurs et autrement dans votre organisme.

Outre la relation avec un médecin fiable, vous aurez toujours le plus grand intérêt à continuer de pratiquer votre Do-In qui ne cessera jamais de vous apporter la puissance et le repos des différentes fonctions vitales qui vous animent.

LES PRINCIPES D'UTILISATION DU JI-JO

Le Ji-Jo comprend 113 points mais vous n'aurez besoin d'en connaître que 6 pour soulager efficacement le plus grand nombre des pathologies courantes, graves ou bénignes (les points 4, 5, 7, 9, 10 et 13, comme présentés un peu plus loin).

Vous utiliserez toujours l'unité de mesure du corps de la personne que vous cherchez à soulager : son pouce, ses doigts ou sa paume ou les vôtres si vous effectuez ce point de pression sur vous-même.

Si vous devez agir rapidement, rassurez la personne en expliquant à mots choisis ce que vous allez faire.

La pression d'un point Ji-Jo obéit aux mêmes règles que les points Do-In car ils se situent tous sur les mêmes méridiens d'énergie.

- Si l'intervention ne répond pas à une situation d'extrême urgence, prenez le temps de vider le point avant de le stimuler et de le charger : vous tournez dans le sens des aiguilles d'une montre (de la gauche vers la droite en passant d'abord par le haut) pendant au moins 30 secondes puis vous stimulez le point pendant une petite minute en chargeant le point dans le sens inverse des aiguilles d'une montre.

- Si par contre, vous devez agir vite (piqure d'insecte, syncope, état de choc), rassurez la personne pendant que vous agissez.
- Pressez très fortement le point même s'il fait mal (surtout s'il fait mal) et expliquez calmement que vous procédez à une stimulation qui va rapidement soulager et mettre hors de danger la personne (parfois c'est l'entourage qu'il faut rassurer mais ne vous dé-focalisez pas de votre tâche : **appuyez vraiment fort !!!**)
- Comme vous vous en doutez, un soin Ji-Jo n'est pas pratiqué par un maître sur un disciple. Il s'agit d'un acte qui stimule la capacité naturelle d'un être corporel à se défendre avec votre aide. En conséquence, dans la mesure du possible, essayez toujours d'obtenir la coopération de la personne que vous traitez. Expliquez simplement la situation est toujours l'attitude la plus payante si vous savez garder votre calme.
- **Dans les cas d'urgence, cette technique est utile en soutien des techniques d'urgences médicales classiques ! Elle ne peut les remplacer ni garantir une rémission définitive, elle n'est qu'une aide !**

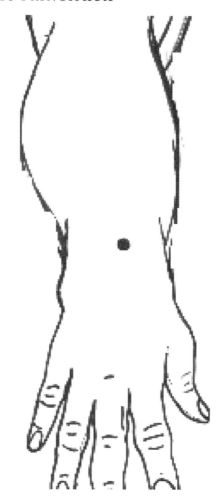

Le point n° 4 se trouve sur **le dos de l'avant bras, à 2 largeurs de pouce au-dessus du pli de flexion du poignet au milieu de l'avant bras**.

N'oubliez pas de traiter le point symétrique !

En médication de confort, il traite efficacement :

- Grippes et refroidissements
- Toux
- Oreille (douleurs)
- Maux de têtes
- Maux de gorges
- Peau (blessure ou éruption cutanée bénigne)

En interventions d'urgences, il agit sur ces situations :

- Peur et crise de panique (centre de contrôle)
- Fièvre (centre de contrôle)
- Douleur
- Douleur au cœur et crise cardiaque
- Hypertension
- Oreillons
- Paralysie infantile, temporaire
- Amygdalite
- Ulcères intestinaux (en cas d'ingestion de produits dangereux)

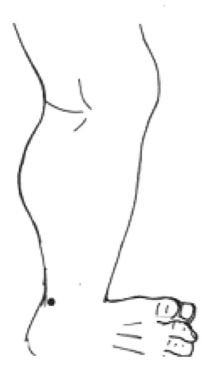

Le point n° 5 se trouve du côté externe de la jambe dans le creux, derrière la partie de la malléole externe.

En médication de confort, il permet de soulager efficacement :

- Le bas du dos : lombalgie, lumbago et sciatique.
- Les maux de têtes, les névralgies, les maux de dents
- Les crises d'Eczéma
- Les foulures et les déchirures musculaires (en soutien, pas en "1er" secours)

En intervention d'urgence, il pourra aider dans les cas suivants :

- Accouchement
- Brûlures
- Lumbago et sciatique

- Atteinte des pieds ou des jambes
- Douleurs (centre de contrôle)
- Vertige (avec sensation d'évanouissement)

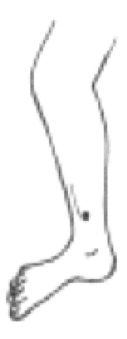

Le point n° 7 se situe sur la partie interne de la jambe à une largeur de main au-dessus de la malléole interne.

En médication de confort, il est utile dans les situations suivantes :

- Douleur dans l'abdomen (vous ajouterez le point 9 si nécessaire)
- Constipation, diarrhées, flatulence, indigestion, nausée, brûlure d'estomac (plus le point 9 si la réponse n'est pas suffisamment rapide), vomissements (en prévention aussi, plus le point 9 si nécessaire)

- Douleurs dans le bas du dos (plus 9), douleurs dans la ou les hanches (ajoutez le 9 si nécessaire)
- Gueule de bois
- Mal de mer

En situation d'urgence ce point répond rapidement dans ces situations :

- Accouchement (plus n° 3), organes génitaux féminins comme masculins, prostate, colite, cystite
- Œdème, diabète
- Atteinte de l'estomac et de l'intestin (quand on ne sait pas, plus les 9 et 13), ulcères de l'estomac ou du duodénum, intestin grêle
- Hernie (plus n° 9), lumbago, sciatique
- Faim (centre de contrôle)
- Douleur (centre de contrôle pour la partie inférieure du corps)
- Intoxication par le tabac (centre de contrôle)

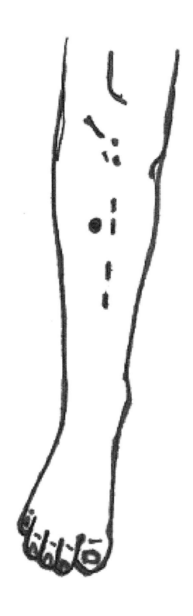

Le point n° 9 se trouve à une largeur de main de la base de la rotule, puis une largeur de pouce vers le bord externe dans la gouttière formée par le tibia.

(Ce point est souvent utilisé pour tout problème surgissant entre l'abdomen et les orteils)

En médication de confort, vous pouvez utiliser ce point dans les situations suivantes :

- abdomen, estomac, bas du dos, diarrhées, flatulence (7), hanche (7), indigestion (7), jambe, vomissement (7)
- refroidissements, grippes, toux, maux de têtes
- fatigue, mal de mer
- atteinte au pied

En situation d'urgence, vous pourrez stimuler efficacement ce point dans ces situations :

- bioénergie (centre de contrôle), peur (centre de contrôle), terreur, palpitations, tachycardie, crise d'angoisse et de panique, attaque phobique, douleur dans les parties médianes et inférieures du corps (centre de contrôle), intoxication par le tabac (centre de contrôle)...
- œdème, colite, diabète, lumbago, hernie, sciatique (7), rate et pancréas, ulcères de l'estomac et de l'intestin, affection des testicules.

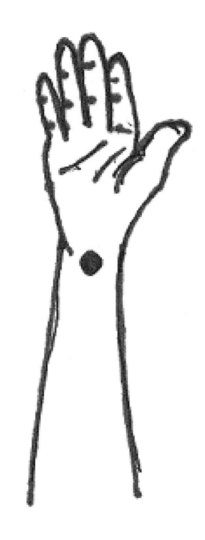

Le point n° 10 se trouve sur la face interne du bras à 2 largeurs de pouce du pli de flexion du poignet en plein milieu du bras.

En intervention de confort, ce point sera utilement stimulé dans les cas suivants :

- atteintes ou lésions aux doigts, à la main, à l'avant-bras, au coude, au bras, à la poitrine, à la tête, y compris maux de têtes, à l'épaule et à l'aisselle surtout si elle est enflée
- douleurs abdominales, diarrhées, vomissements mais aussi règles douloureuses
- affections de l'appareil respiratoire, toux
- insomnie, mal de mer et mal de voyage

En intervention d'urgence, vous agirez sur ce point dans ces situations :

- cœur, crise cardiaque, angine de poitrine, attaque d'apoplexie
- douleurs dans le bras, l'aisselle ou l'épaule (centre de contrôle)
- étourdissement, vertige, noyade, crise d'épilepsie, état de choc
- hoquet (centre de contrôle)
- perte de mémoire (centre de contrôle) à la suite d'un choc physique ou émotionnel.

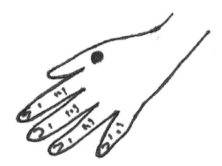

Le point n° 13 se situe entre le pouce et l'index. Vous fermez le pouce et l'index, au sommet de la bosse musculaire, vous appliquez votre index pour mémoriser le point puis stimulez-le à l'aide de votre pouce.

Ce point est très utile pour répondre à tout problème situé dans la partie supérieure du corps à partir du buste.

Dans le cadre d'une médication de confort, vous pourrez stimuler efficacement ce point dans les situations suivantes :

- sinusite, rhume, laryngite, gingivite, grippe, affection de la langue, lèvres, bouche, oreilles, œil, visage, névralgie faciale
- cou, appareil respiratoire, poitrine, gorge
- acné, maux de tête, migraine, nervosité (7), maux de dents

Pour les interventions d'urgences suivantes, n'hésitez pas à stimuler fortement ce point :

- accouchement (7)
- commotion cérébrale, déboîtement d'une articulation (soulage la douleur), coup du lapin, lumbago
- conjonctivite, oreillons, amygdalite (angine blanche ou rouge très douloureuse), pneumonie, pleurésie
- atteinte du système gastro-intestinale, vésicule biliaire, empoisonnement, vomissement
- crise cardiaque
- douleurs (centre de contrôle de la partie supérieure du corps).

Piqûres d'insectes, d'araignées et de serpents !

Je rajoute ici 2 points. **Ils concernent les piqûres d'insectes et les morsures de serpents.**

Ces points peuvent vous sauver la vie ou sauver la vie d'un de vos proches en attendant les secours appropriés !

Ils ne font pas partie des 6 points qui sont aussi des centres de contrôles mais j'ai eu l'occasion de les tester, il n'y a pas longtemps, sur ma fille de 5 ans et ça marche !

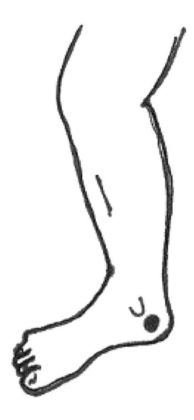

Le point 20 se situe sur la partie interne du pied, entre la malléole et l'extrémité du talon. Il est très sensible à la pression, il est plus gros que la plupart des points Ji-Jo.

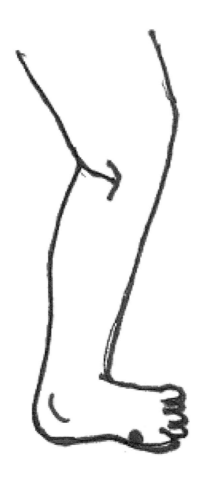

Le point 24 se situe juste après la protubérance osseuse dans la continuité du petit orteil, sur le bord externe du pied.

TÉMOIGNAGE : ALEXIA, 5 ANS ET LES 8 PIQURES DE GUÊPES

Je terminerai cet ouvrage en vous racontant une mésaventure qui aurait pu très mal se finir.

Nous nous promenions en famille dans les bois – pardon ! – en forêt, un dimanche après-midi du mois de septembre dernier.

Alexia est devant nous à une dizaine de mètre, nous ne la voyons plus quelques instants et nous entendons des hurlements !

Nous courons : 5 ou 6 guêpes la piquaient et la repiquaient à la tête et en haut des jambes à travers le jean ! J'attrape l'enfant et nous déguerpissons à toutes jambes.

La pauvre chérie pleurait et avait très mal, et comme par hasard nous n'avions pas notre trousse de secours.

Sa mère me dit "les points !", je comprends et je lui ôte les chaussures et les chaussettes aussi vite que possible alors que Sonia est à la recherche de dards restés dans la peau.

Je commence par le point 20 pendant 2 minutes..., il fait très mal et Alexia ne comprend pas vraiment ce que je fais mais je tiens et elle aussi.

Elle commence à se calmer, c'est-à-dire que les hurlements se transforment en pleurs, mais elle me dit qu'elle a très mal à la tête, j'enchaîne avec le point 24 pendant une grosse minute et elle me laisse faire, comme si elle sentait qu'il y avait "un mieux".

Oui, je ne cessais pas de lui parler et de la rassurer.

Non seulement il n'y a pas eu de choc allergique, ce qui est un miracle dans notre famille, mais en plus les douleurs ont franchement diminué.

Ce qui ne nous a pas empêchés d'aller à l'hôpital le plus proche pour vérifier si tout allait bien.

Nous avons compté 8 piqûres, 4 à la tête, 5 à l'entrejambe.

Le médecin pense que c'est un miracle qu'il n'y ait pas eu de complications, nous aussi ! Nous étions à plus d'une heure de route de l'hôpital !

CONCLUSION

Aujourd'hui, alors que vous venez d'achever cet ouvrage et que vous continuez à vous former sur le chemin du Do-In, vous avez rejoint la communauté ouverte et accueillante des gens de bonne compagnie.

Comment, me direz-vous ?

Tout simplement en acquérant une technique et plus encore, un art de vivre, qui vous permet d'être responsable de votre vie et le cas échéant de porter secours modestement mais efficacement à votre prochain.

Vous commencez à comprendre aujourd'hui que la mauvaise humeur, les accidents de la vie, les fatigues et la maladie ne sont pas une fatalité.

À mesure que vous maîtrisez la pratique du grand Do-In, votre santé s'améliore d'une manière significative mais aussi votre entrain et votre joie de vivre.

Et sachez-le, cela se voit déjà !

Vous savez prendre le temps nécessaire pour effectuer les tâches qui vous incombent, vous savez donner des conseils de santé pleins de bon sens sans vous montrer supérieur ni même sentencieux.

Surtout, vous commencez à savoir dynamiser la vie qui vous anime et non plus chercher à la dominer.

Oui, les gens autour de vous commencent à changer d'attitude, ils vous regardent autrement, avec plus d'intérêt.

Cependant, rassurez-vous, vous n'êtes pas destiné à devenir un distributeur de conseil, le Do-In se pratiquant dans la paix et la sérénité du silence.

Cher ami, sur le chemin permanent du Do-In, quelles que soient les difficultés que vous ayez rencontrées dans votre vie, elles vous apparaissent aujourd'hui sous un jour neuf !

Oui, vous savez d'expérience que la vie nous donne les moyens de la vivre pleinement dans l'harmonie, le respect de soi et d'autrui !

J'espère et je souhaite que cette pratique du Do-In vous accompagne longtemps dans vos bonheurs, mais aussi pour surmonter les heurts et les malheurs inévitables.

Et surtout continuez d'étudier et de pratiquer cette méthode que vous avez su faire vôtre et sachez en faire profiter vos proches et votre réseau d'amis !

Quoi de plus important que de faire découvrir une pratique quotidienne qui garantit rien moins que le bonheur à tous ceux qui cherchent, comme vous, à améliorer réellement leur quotidien et à assurer intelligemment leur avenir ?

Au revoir et à bientôt !

Printed in France by Amazon
Brétigny-sur-Orge, FR

20246502R00141